メタボ＆むくみを撃退！
血圧、血糖値を下げたいなら

発酵あずきとあずき茶をとりなさい

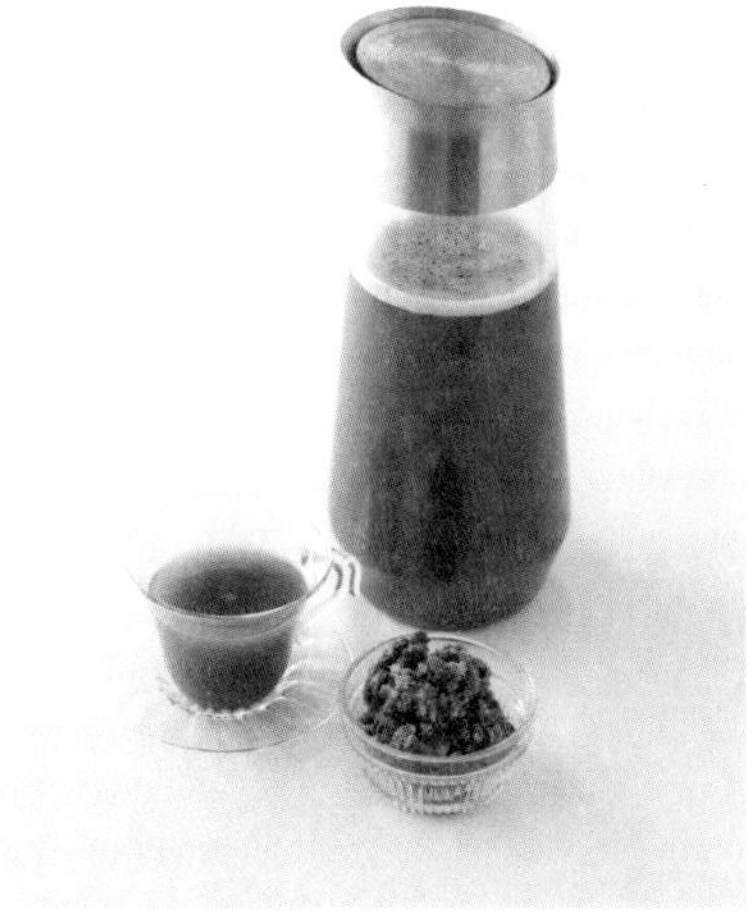

イシハラクリニック副院長・医師
石原新菜 著
木村幸子 レシピ協力

WAVE出版

はじめに

あずきのパワーで生活習慣病を撃退しよう!

今、「あずき」が高血圧、糖尿病、脂質異常症などの生活習慣病を改善する健康効果の高いスーパーフードとして、大きな注目を集めています。

それもそのはず。**あずきがその昔、日本に伝わってきたときには、食べ物ではなく「薬」という位置づけだった**のです。

漢方では、あずきの煮汁(あずき茶)は解毒剤として使われますし、また排膿《はいのう》(化膿してたまったうみを出すこと)や利尿作用のある、とても薬効の高い食材として使われてきました。そうしたあずきの薬効を、今の時代に合った形で食事に取り入れることができれば、さまざまな生活習慣病をまとめて改善することが期待できます。

たとえば、あずきの赤い色は、赤ワインと同じ**アントシアニンというポリフェノール系の色素**で、**抗酸化作用のある成分。サポニン**は、余分な脂質を洗い流してくれ、**コレステロール、過酸化脂質の低下作用などの改善効果が期待できる**ほか、**不溶性食物繊維は血糖値の上昇を緩やかにしたり、便秘解消、ダイエット効果**もあります。そのほか、タンパク質、鉄分、ミネラル、ビタミンも豊富。そしてもうひとつ、**腸内環境改善に優れた働きをしてくれるレジスタントスターチの含有量が、あずきは飛び抜けて多い**のです。レジスタントスターチとは**「難消化性でんぷん」**のことで、糖質でありながら腸の環境をよくして便秘を解消し、毒素を排出してくれる成分です。

このように、あずきは生活習慣病の改善に効果大のスーパーフード。しかし、あずきといえば、お赤飯や和菓子のあんこのイメージが強い方も多いでしょう。毎日摂るのはちょっとハードルが高そうですよね。本書ではそのハードルをうんと下げて、**あずきの栄養をまるごと、あずき茶、ゆであずき、発酵あずきで摂る方法を紹介**しています。

砂糖を使わずにあずきを麹発酵させた発酵あずきは、甘味とうまみを引き出した甘酒に近い、とても栄養効果の高い食品です。これらを**すべて炊飯器調理で作ることができる**ので、誰にでも簡単に作れて無理なく続けられます。

p.8ではゆであずき、あずき茶の作り方、p.10

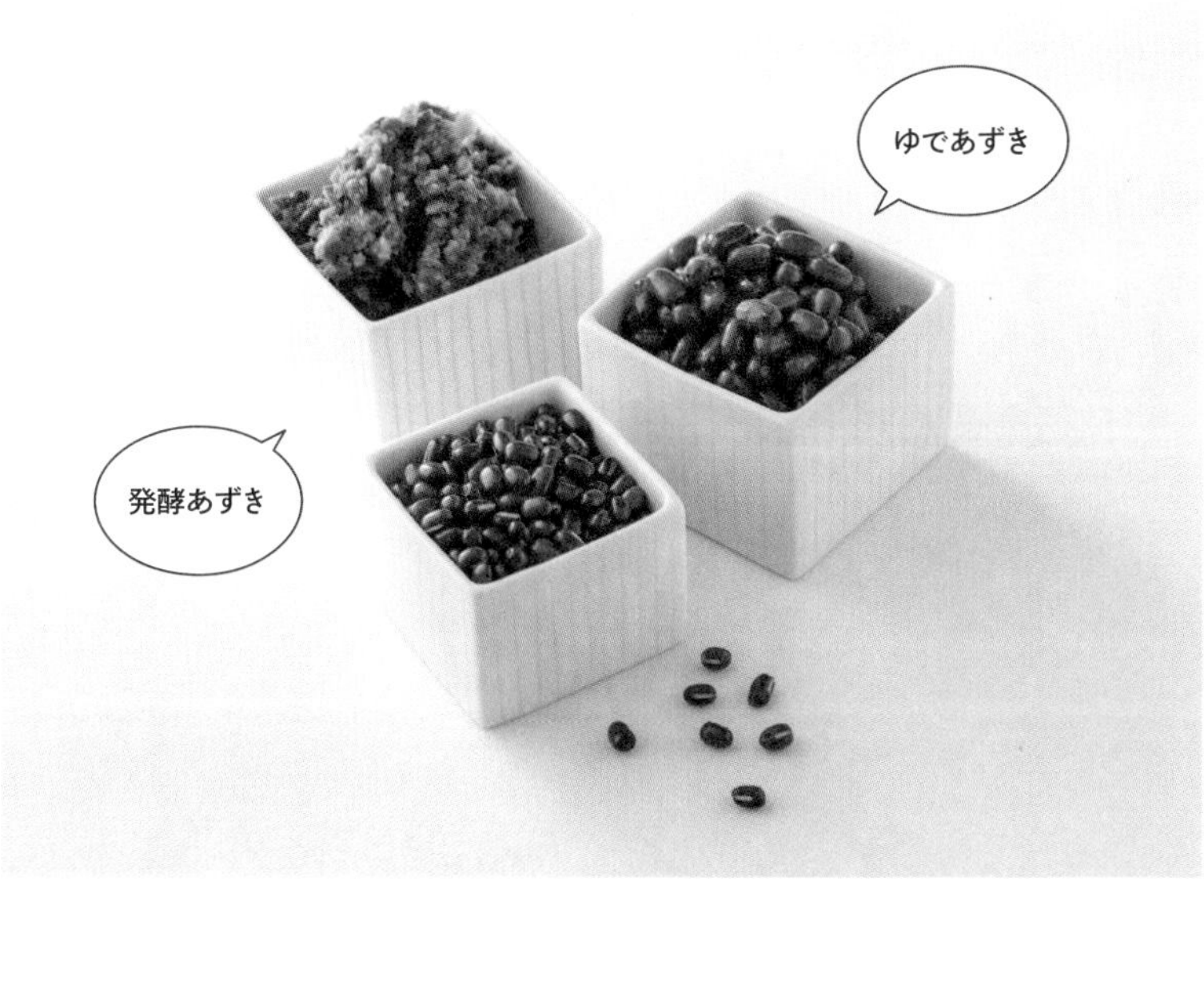

では発酵あずきの作り方、p.12ではあずき茶活用法を紹介しています。Part2ではゆであずきと発酵あずきを使った実践レシピを紹介しています。栄養満点のあずきのパワーを無理なく日々の食事に取り入れて健康になりましょう。

生活習慣病の若年齢化が進んでいます。未病対策を！

現代人の食生活は、健康的な食材に恵まれた環境にあるにもかかわらず、実際は偏った食生活になりがちです。とくに、ファストフードや肉中心の食事が続くと、自覚がないままに体の健康バランスが崩れてしまい、いつもどこか不調を感じながら生活することになります。これが**「未病」という、健康と病気のあいだの状態**です。ところが多くの人は、自分が「未病」だということに、なかなか気づけません。

たとえば、**体のむくみや便秘、肥満、また、高血圧や、血糖値、中性脂肪値の上昇などといった慢性的な不調**があっても「病院に行くほどではない」と、ついそのままにしてしまいがち。実はこれらは**体からの未病のサイン**です。しかし、体の不調を放置して同じ生活を続けていたら、いつか「病気」になってしまいかねません。

実は、若い頃の私がそうでした。不調を感じていても放っておいたのです。やがて、研修医のときに不調がひどくなり、「このままではほんとうに病気になってしまう！」という危機感から、漢方医学の医師である父に相談しました。そして、そのアドバイス通りに、しょうがやあずきなど、漢方を応用した健康になるお茶や食事を摂り、腹巻きをして、毎日風呂に浸かるなど、生活習慣を全面的に改めたところ、辛かった不調がぜんぶなくなりました。

「人間は健康になると、慢性的な不調はなくなる」ということを、私自身が身をもって実感しました。「不調に気づいて健康になるような生活を実行したから変われた」という体験をしたからこそ、「気づけば変われる」ということを、本書でぜひ皆さんにお伝えしたいのです。

最近では、未病を超えて生活習慣病になる若い人たちが増えてきています。生活習慣病というと中高年の病気というイメージでしたが、今は若年齢化が進んでいます。

若い人たちが**生活習慣病になる大きな要因は食生活**。ですからまず、食事から変えてください。食の大切さに気づき、不調なく健康的に過ごせるように変容するためには、ここで紹介するあずきはものすごく効果的で、自分が変わる実感も得られます。本書のレシピを試して、お気に入りを見つけましょう。そして、多くの人があずき好きになって健康になってもらえたら、と思います。

石原新菜

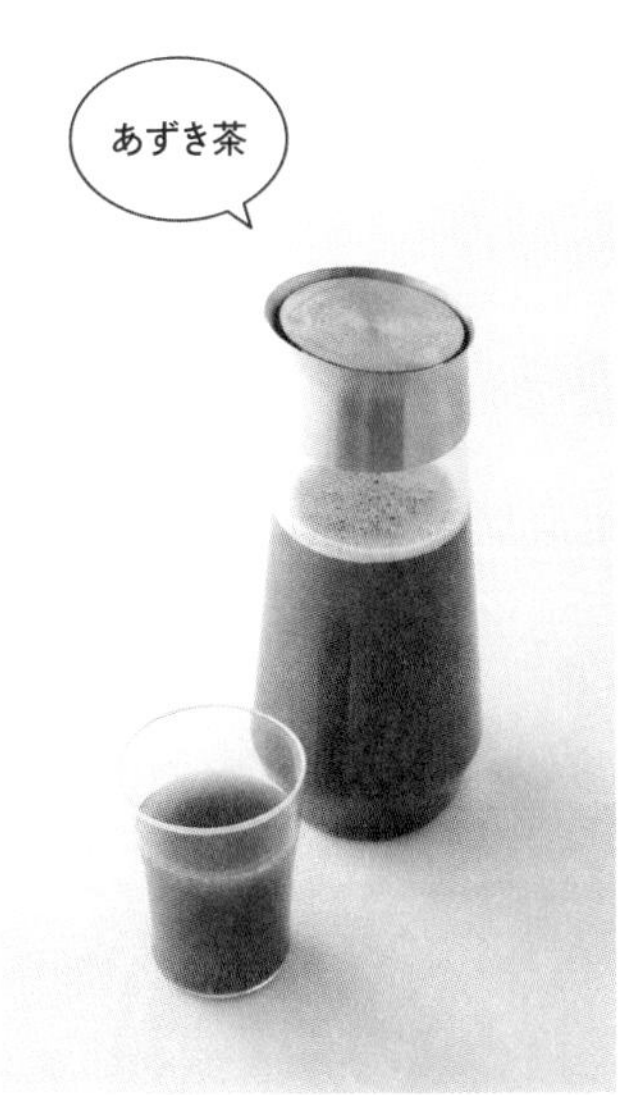

本書の使い方

本書は、あずきの健康効果についてはもちろん、毎日実践できるレシピも豊富に紹介しています。

しかもあずき調理のプロセスはすべて炊飯器調理におまかせ。ほったらかしでできるんです。

本書であずきを身近に感じて、毎日の健康作りにお役立てください。

あずき茶、ゆであずき、発酵あずきの作り方を知りたい → p.8～11参照

あずきの健康効果を知りたい → **Part 1 あずきの健康パワー** p.19～参照

あずき茶として使いたい

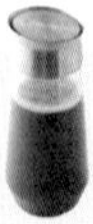

→ **毎日1杯のあずき茶活用法** P.12～ 参照

ゆであずきとして使いたい

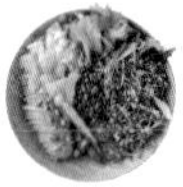

→ **Part 2 ゆであずき&発酵あずきのおかずとおやつ** ゆであずきレシピ p.58～ 参照

発酵あずきとして使いたい

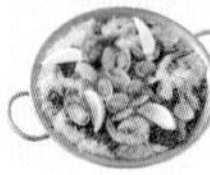

→ **Part 2 ゆであずき&発酵あずきのおかずとおやつ** 発酵あずきレシピ p.74～ 参照

本書のレシピのルール

- 本書は、炊飯器で作るあずき茶、ゆであずき、発酵あずきのレシピを紹介しています。お使いの炊飯器の機種により、加熱時間など差が出てくる場合もあるので、様子を見ながら調節してください。お使いになる豆は、なるべく新しいものを使うことをおすすめします。煮汁をあずき茶として使うため、5合炊きのものを使用しています。
- 計量単位は、大さじ1＝15㎖、小さじ1＝5㎖、1カップ＝200㎖、1合は180㎖です。素材により、量りやすい計量単位で表記しています。
- 材料は、2人分、4人分で主に紹介しています。
- 常温とある場合は20℃前後を目安にしてください。
- とくに明記がない場合は、火加減は「中火」です。
- 材料の重さ(g)は基本的に正味重量(皮をむいたり、わたや種を除いた後の重さ)で表示しています。個数、本数などは目安です。
- 電子レンジはW(ワット)数によって加熱時間が異なります。本書では、600Wを使用しています。500Wの場合は、加熱時間を約1.2倍にしてください。ただし、電子レンジの機種によっても差が出ますので、あくまでも目安として、加熱具合を見ながら加減してください。
- 冷やし固める時間は冷蔵庫の設定温度や庫内環境により変わることがあります。

基本の材料

本書レシピで使う
主な材料を紹介します。

❖ あずき調理に使う材料

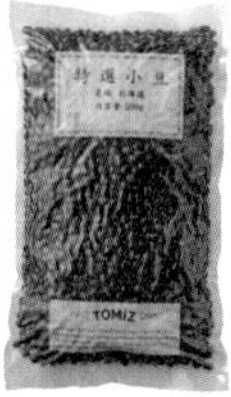

北海道産 特選小豆
(富澤商店)
渋みが少なく小粒で煮えやすいのが特徴。炊飯器で作るあずき茶、ゆであずき、発酵あずき作りに用います。

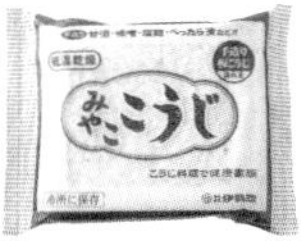

みやここうじ／米麹・乾燥(伊勢惣)
発酵あずき作りに使います。

❖ あずき茶のアレンジに使う材料

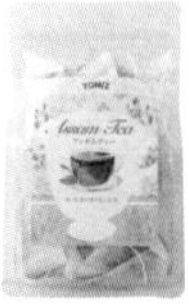

アッサムティー
(富澤商店)
あずきしょうが紅茶で使います。ティーバッグタイプ。深い紅色の香り高い紅茶。

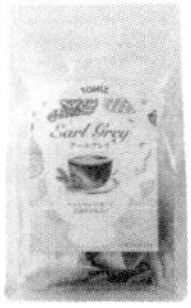

アールグレイ
(富澤商店)
あずきしょうが紅茶で使います。ティーバッグタイプ。ベルガモットが香る紅茶。

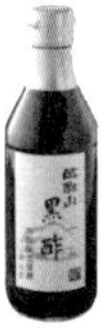

臨醐山　黒酢
(富澤商店)
あずきのサワードリンクで使います。柔らかな酸味とうまみが特徴。

❖ レジスタントスターチが多い材料

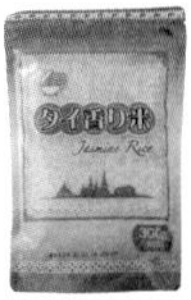

ジャスミンライス
(タイ香り米)
発酵あずき入りパエリアで使います。粒が細長くパラパラとした食感。

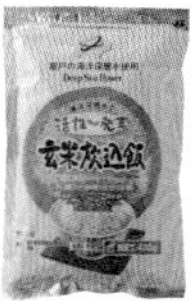

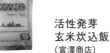

活性発芽玄米炊込飯
(富澤商店)
赤飯で使います。発芽好適米を室戸海洋深層水に浸け込み活性発芽させた玄米。洗米不要で炊飯器で炊けます。

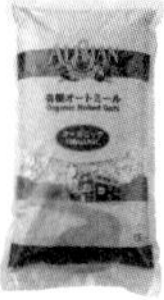

有機オートミール
(富澤商店)
発酵あずきのヨーグルトボウルで使います。有機栽培された押しオーツ麦。

❖ おやつに使う材料

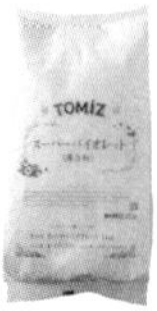

薄力粉 スーパーバイオレット
(富澤商店)
どら焼きやきんつばの生地作りで使います。ふんわり、サクッと、軽い仕上がりが特徴。

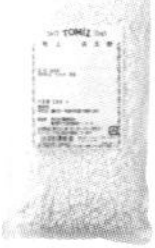

特上 白玉粉
(富澤商店)
きんつばの生地作りで使います。もちもちとした食感が強く、硬くなりにくいのが特徴。

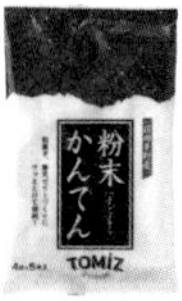

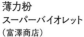

粉末かんてん
(富澤商店)
豆花、水羊羹、きんつばで使います。

あずき調理に使う基本の道具

本書で紹介する「あずき茶」「ゆであずき」「発酵あずき」作りで使う道具を紹介します。

1 **炊飯器**　あずきを煮たり、発酵あずきを発酵させるのに使います。本書のレシピでは5合炊きを使用。
2 **はかり**　材料の計量に使います。
3 **ザル**　あずきの水きりに使います。
4 **布巾**　あずきの発酵中は、炊飯器の蓋はせず、布巾をかぶせて保温発酵します。
5 **計量カップ**　液体の計量に使います。
6 **温度計**　米麹を加える際の温度確認に使います。
7 **ゴムベら**　発酵あずきの発酵の途中で混ぜるときに使います。
8 **ブレンダー**　ゆであずきや発酵あずきをペースト状にしたいときに使います（フードプロセッサーでも代用できます）。

ゆであずき、あずき茶の作り方

炊飯器であずきを煮てみましょう。煮汁をあずき茶として使うので、多めの水で煮るのがポイントです。

あずき茶

冷蔵保存　4～5日間
冷凍保存　約1～2ヵ月

ゆであずき

冷蔵保存　3～4日間
冷凍保存　約1～2ヵ月

❖ **材料**（あずき茶700㎖、ゆであずき約400g分）

あずき（乾燥）……150g
水……1350㎖

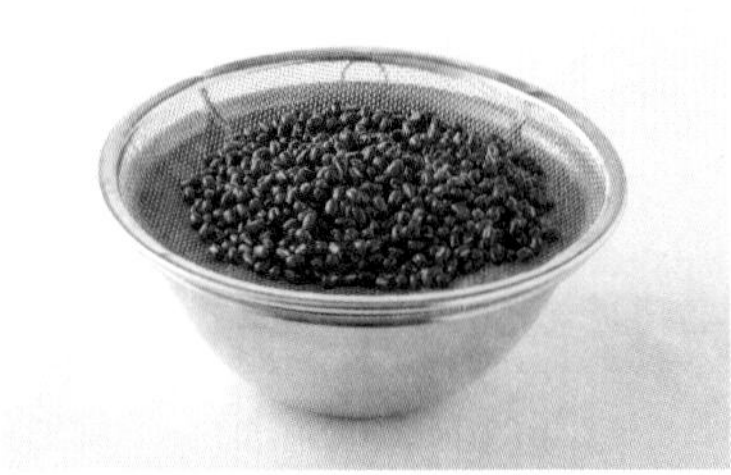

❶ あずきは水でさっと洗い、水気をきる（あずきの渋切りをする場合は、p.13の「あずきの渋切り」に進む）。

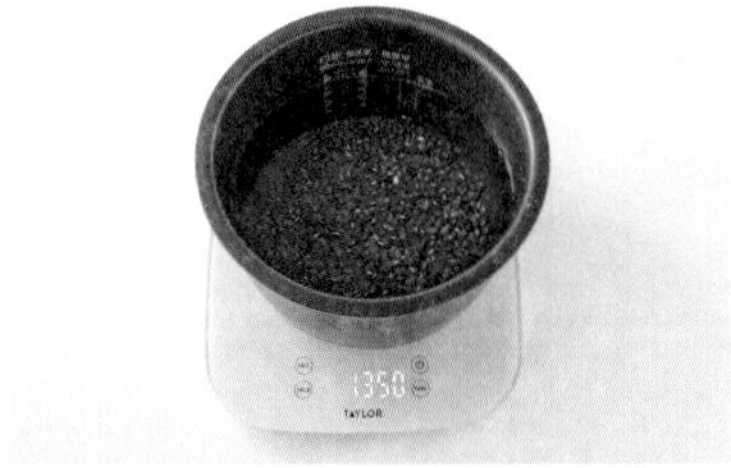

❷ あずきを炊飯器に入れ、水1350㎖を加える（あずき：水＝1：9の割合）。

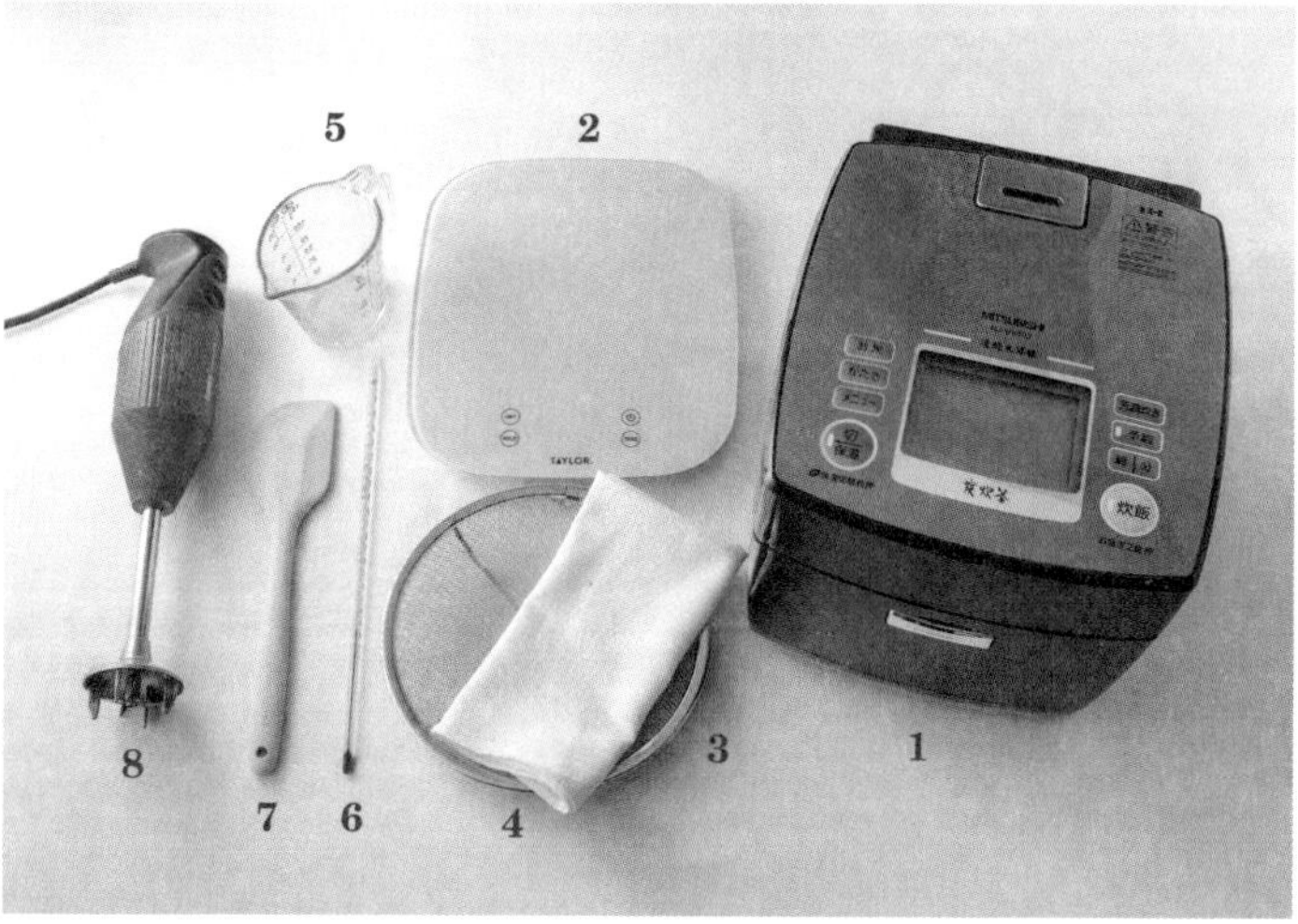

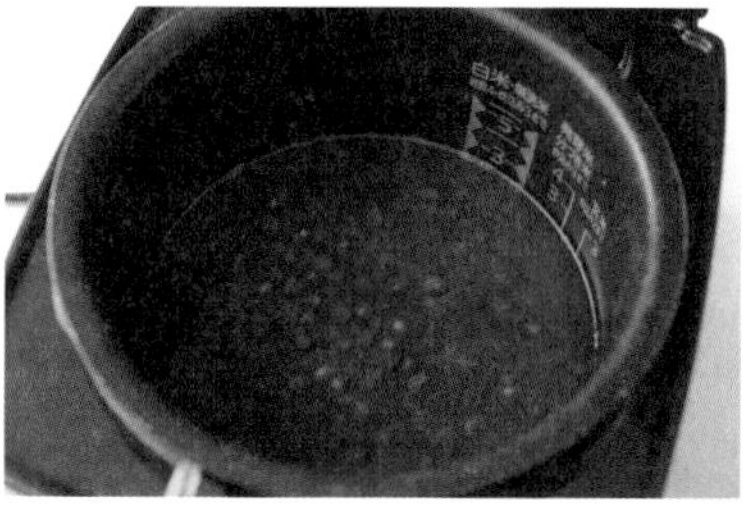

❺ ゆで上がりの煮汁700㎖分を、あずき茶として耐熱性の保存容器に移す。

↓

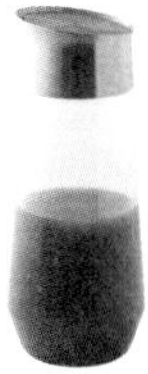

あずき茶

粗熱を取り、冷蔵・冷凍保存する。冷凍する場合は、製氷皿がおすすめ。

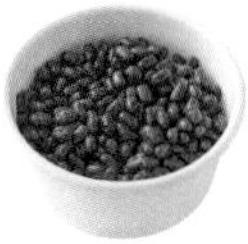

ゆであずき

ゆであずきは、このまま料理やお菓子に使うこともできる。

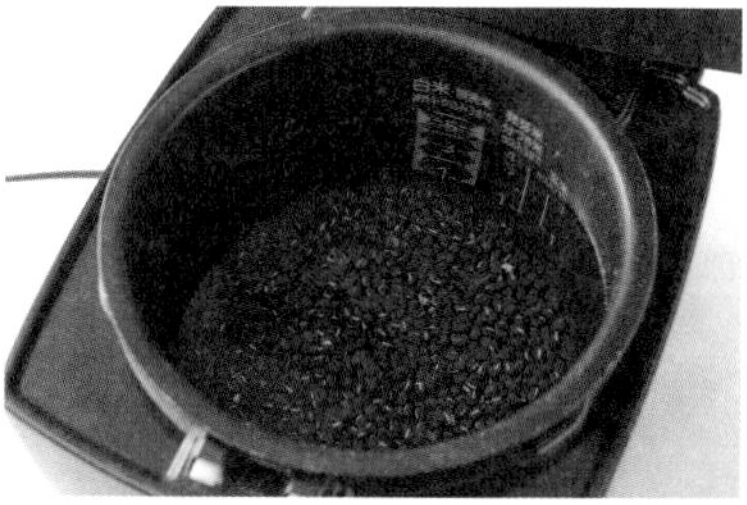

❸ お粥モードであずきを煮る。

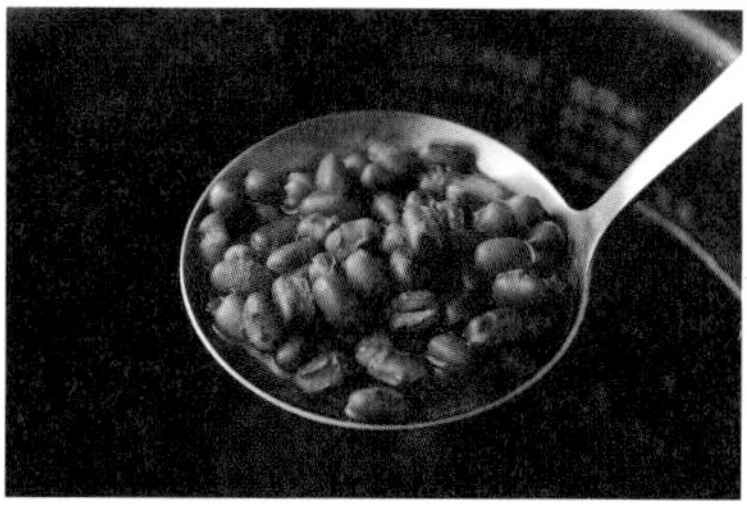

❹ あずきのゆで上がり（潰してみてあずきが硬いようならもう一度お粥モードで煮る）。

発酵あずきの作り方

ゆであずきに米麹を加えて
発酵あずきを作ってみましょう。
発酵の途中でよく混ぜるのが
ポイントです。

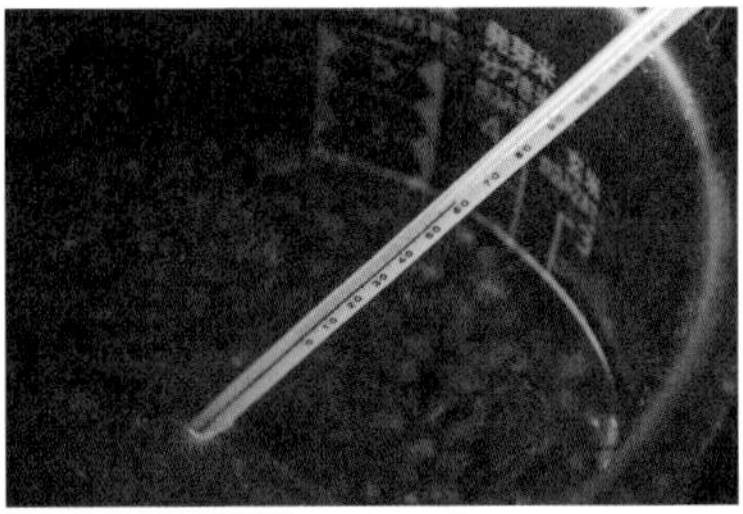

❻ ゆであずきが温度計で60℃前後になるまで冷ます。

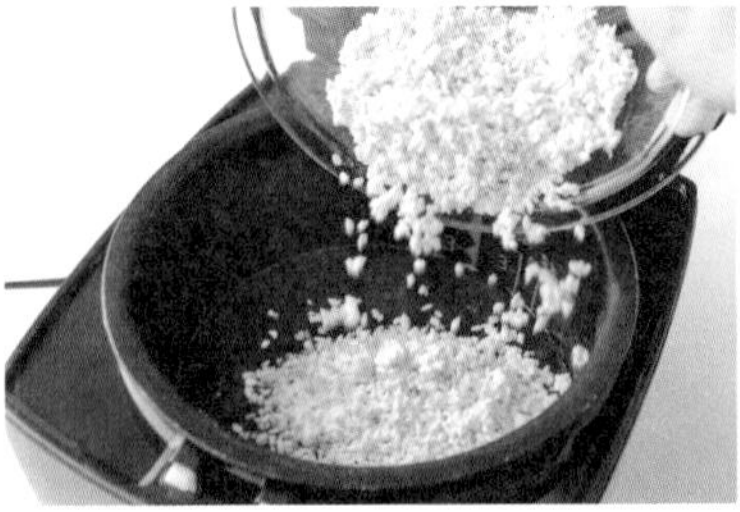

❼ ❻に米麹をほぐして加える。

冷蔵保存 3～4日間
冷凍保存 約1～2ヵ月

❖ **材料**（発酵あずき約600g分）

ゆであずき（作り方p.8）………………全量
米麹（乾燥）…………………………200g
※生麹の場合は、250～260g

ポイント

- 使用する炊飯器の機種やサイズにより、水分の蒸発具合が異なります。大きめの炊飯器を使う場合は、あずきと麹の空気に接する面が多い分、乾燥も進みます。乾燥が進み過ぎると、米麹による糖化が進みづらくなるので、表面が乾燥ぎみな場合は、少量の水を加えてください。生麹を使う場合は、水分量が多いので加減してください。
- 麹は70℃以上になると酵素が働かなくなるので、発酵の際は、炊飯器の蓋をせず布巾をかぶせて保温モードで発酵させてください。

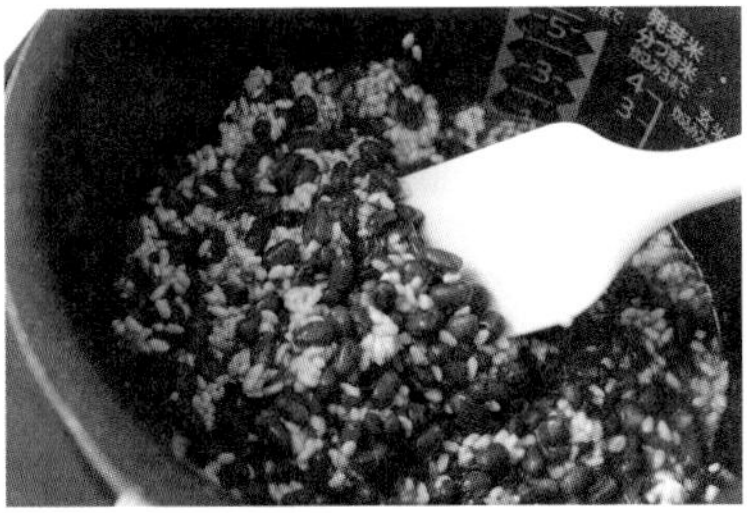

❽ ゆであずきと米麹をゴムべらでよく混ぜ合わせる。

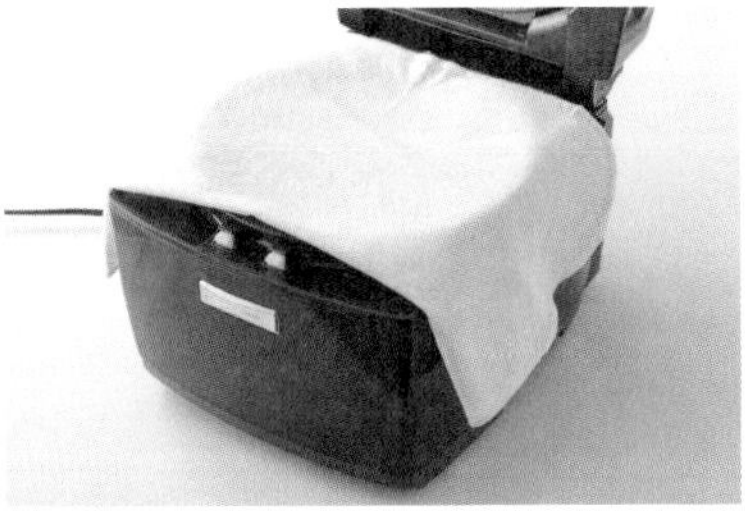

❾ 炊飯器の蓋を開けたまま、布巾を1枚かぶせて炊飯器の保温モードのスイッチを入れる。

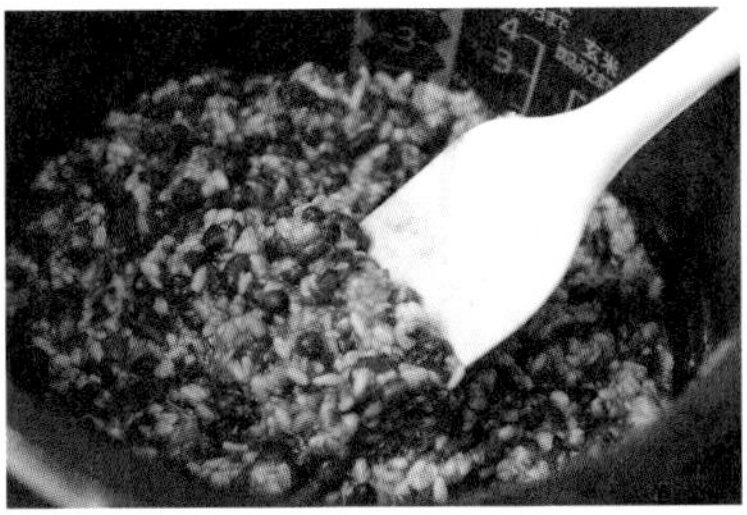

❿ 2〜3時間おきに1回よく混ぜ合わせながら、8〜12時間発酵させる。写真は3時間経過した状態(厳密に2〜3時間おきでなくてもOKですが、麹発酵には混ぜ合わせることが非常に重要です)。

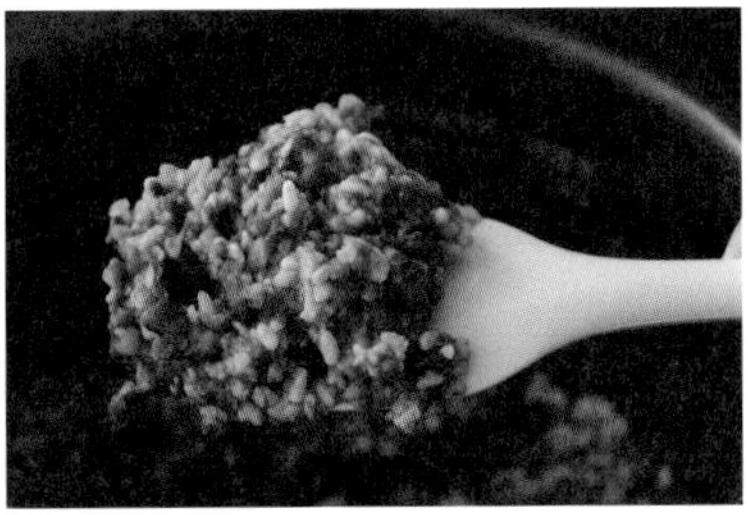

⓫ 発酵あずきのでき上がり。

粒が気になる場合は

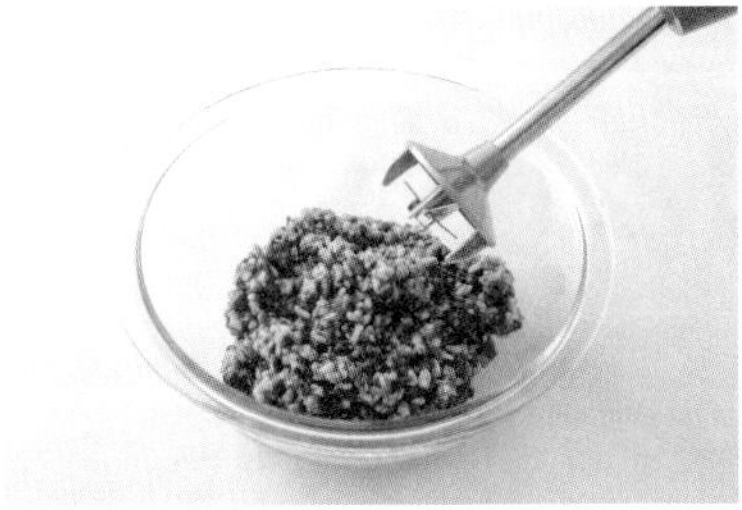

ブレンダーをかける(フードプロセッサーでもOK)。

←

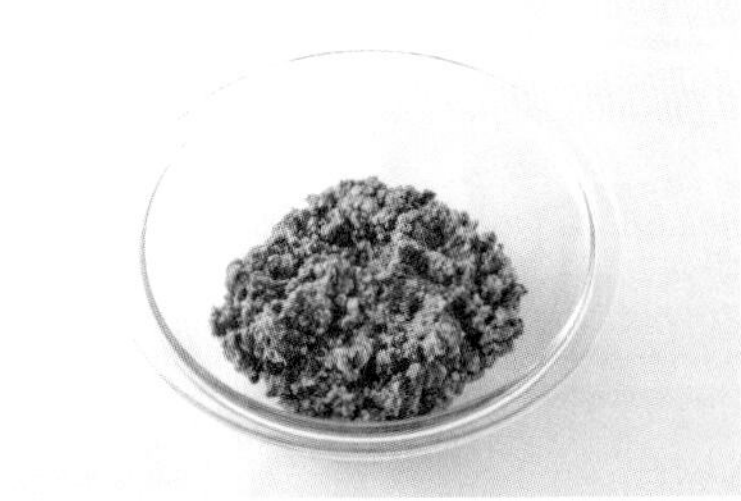

ブレンダーをかけた後の発酵あずき。

毎日1杯のあずき茶活用法

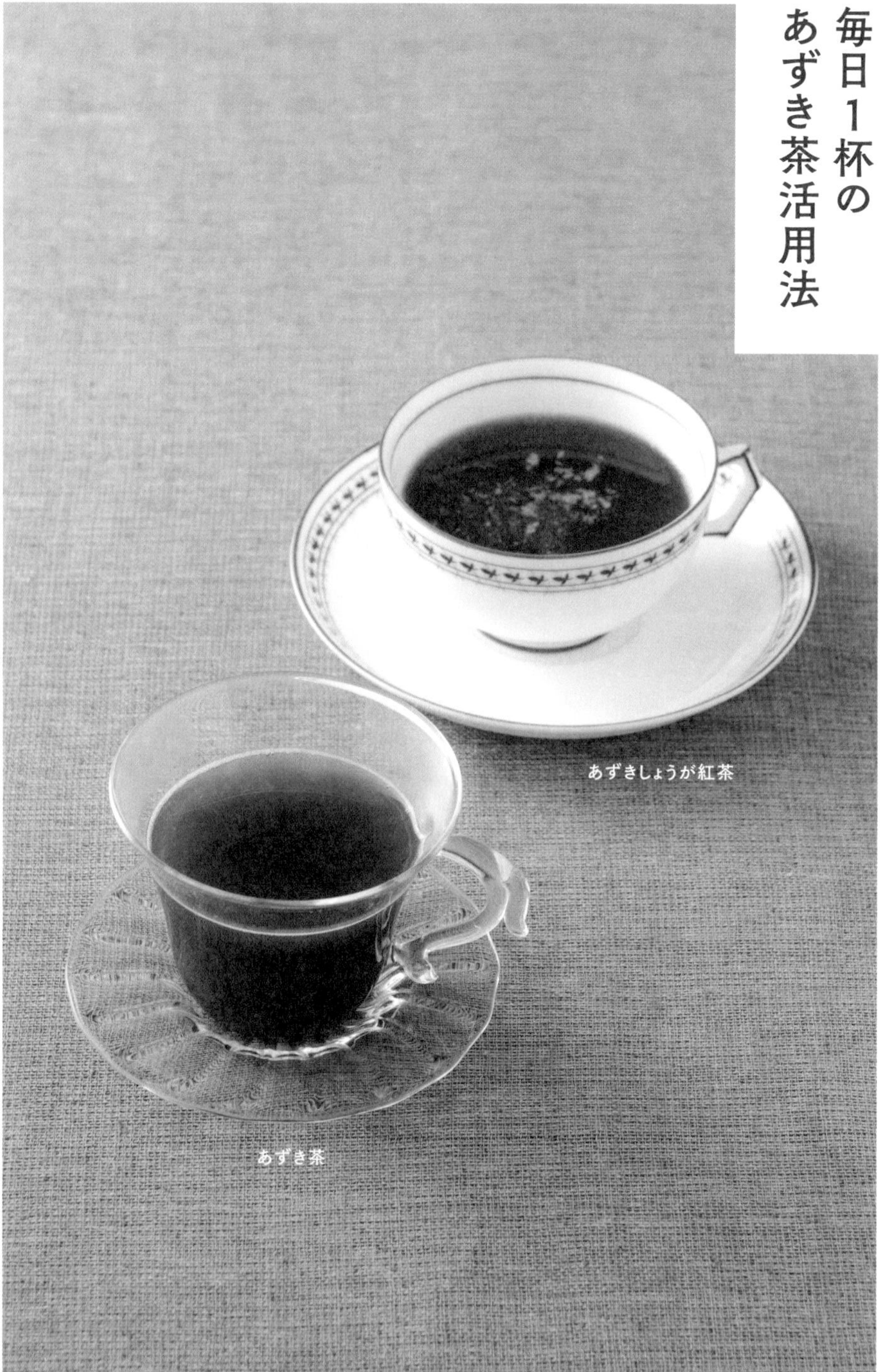

あずき茶

あずきの甘さだけで 十分おいしくヘルシー

❖ 材料（作りやすい分量）

あずき（乾燥）……………150g
水……………1350㎖

❖ 作り方

① p.8を参考に、あずきを洗って、水と共に炊飯釜に入れ、お粥モードのスイッチを入れる。

② ①の煮汁700㎖をあずき茶として使用する。

※温めても、冷やしてもおすすめ。

あずきしょうが紅茶

体を温めるしょうが紅茶に あずきプラスで最強のドリンクに！

❖ 材料（1人分）

あずき茶（作り方p.8）……………1カップ
紅茶（アッサムやアールグレイなどのティーバッグ）……………1袋
しょうがのすりおろし……………1/4片

❖ 作り方

① 鍋にあずき茶を入れて温め、沸騰直前になったら火を止めて、紅茶のティーバッグを入れて3分おく。

② カップに注ぎ、しょうがを加える。

あずきの渋切り

あずきは、**中国産、粒が小さいもの、硬いあずきを使う場合**は、渋み成分のタンニンの含有量が多い場合があるので、一度渋切りをしてからp.8❷の工程に進んでください。なるべく新しいあずきを使いましょう。

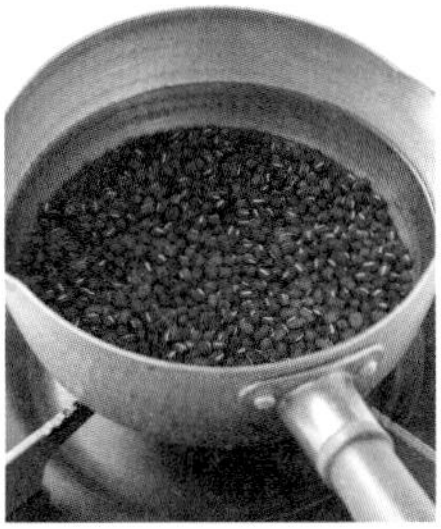

鍋に洗ったあずきと、豆が十分浸かる程度の水（分量外）を入れて火にかける。

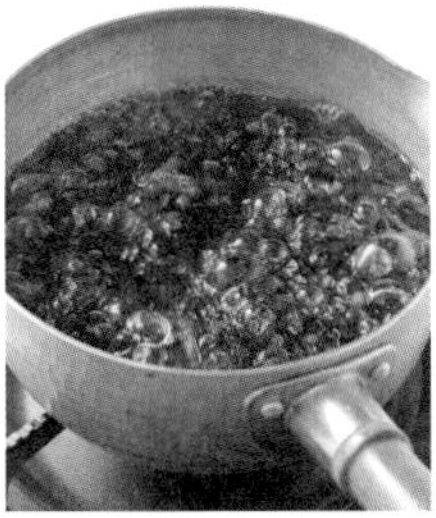

沸騰させたまま2分ゆでる。ゆで汁を捨てながら、ザルで漉す。p.8工程❷に進む。

あずきバナナスムージー

レジスタントスターチたっぷりの腸活ドリンク。朝の習慣に

❖ 材料（1人分）

あずき茶（作り方p.8）…… 1/2カップ
バナナ（熟れていない青いもの）…1本
→ 一口大に切る
シナモンパウダー（好みで）…3ふり

❖ 作り方

① あずき茶とバナナをミキサーにかける。

② グラスに注ぎ、好みでシナモンパウダーをふる。

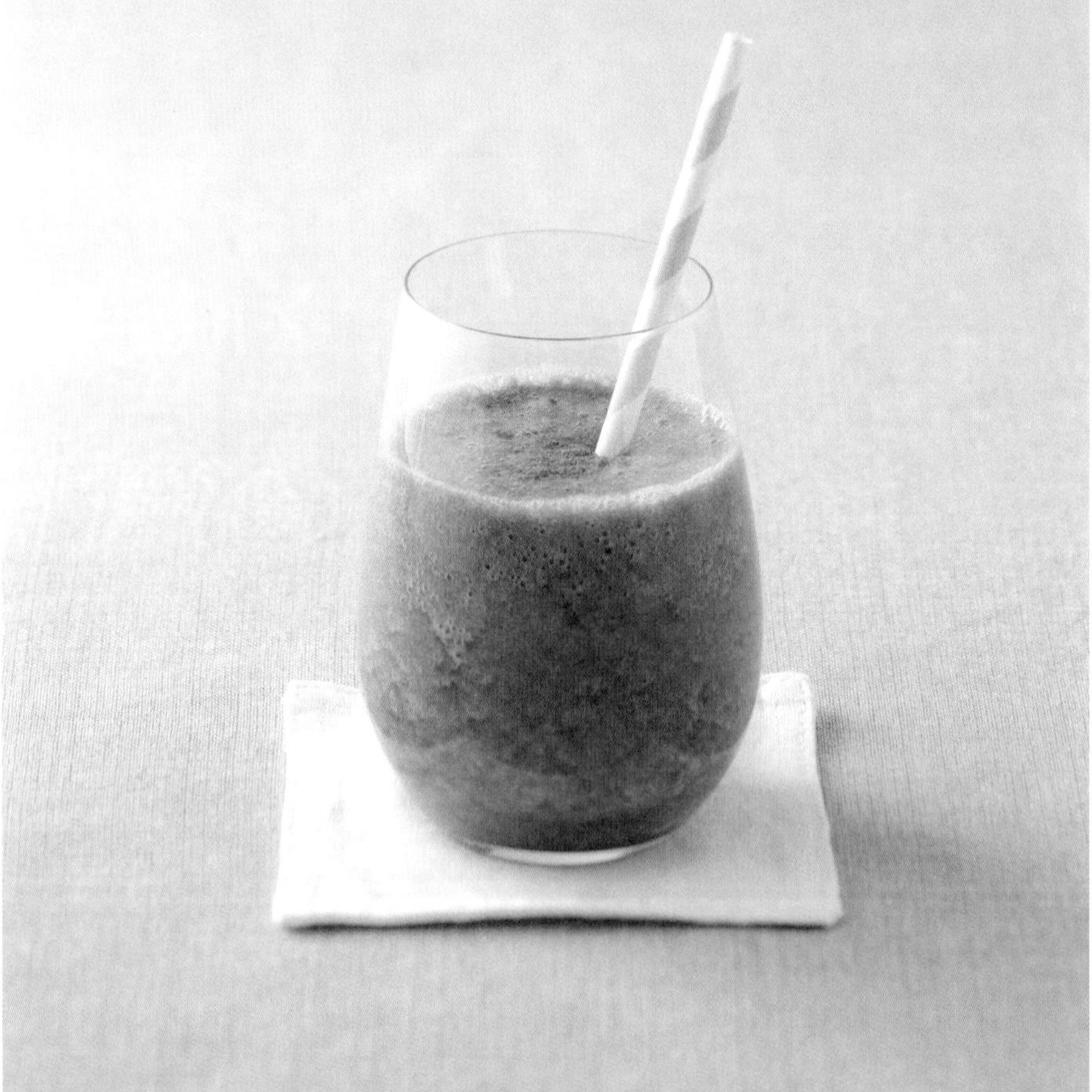

あずきのサワードリンク

あずき茶の炭酸割り。黒酢と発酵あずきで栄養価もさらにアップ

❖ 材料（作りやすい分量）

あずき茶(作り方p.8) ……1/4カップ
発酵あずき(作り方p.10) …大さじ1
黒酢……………………………大さじ1
炭酸水…………………………適量

❖ 作り方

① 発酵あずきと黒酢、あずき茶を順にグラスに入れる。

② ①を混ぜずに、炭酸水を好みの量注ぐ。

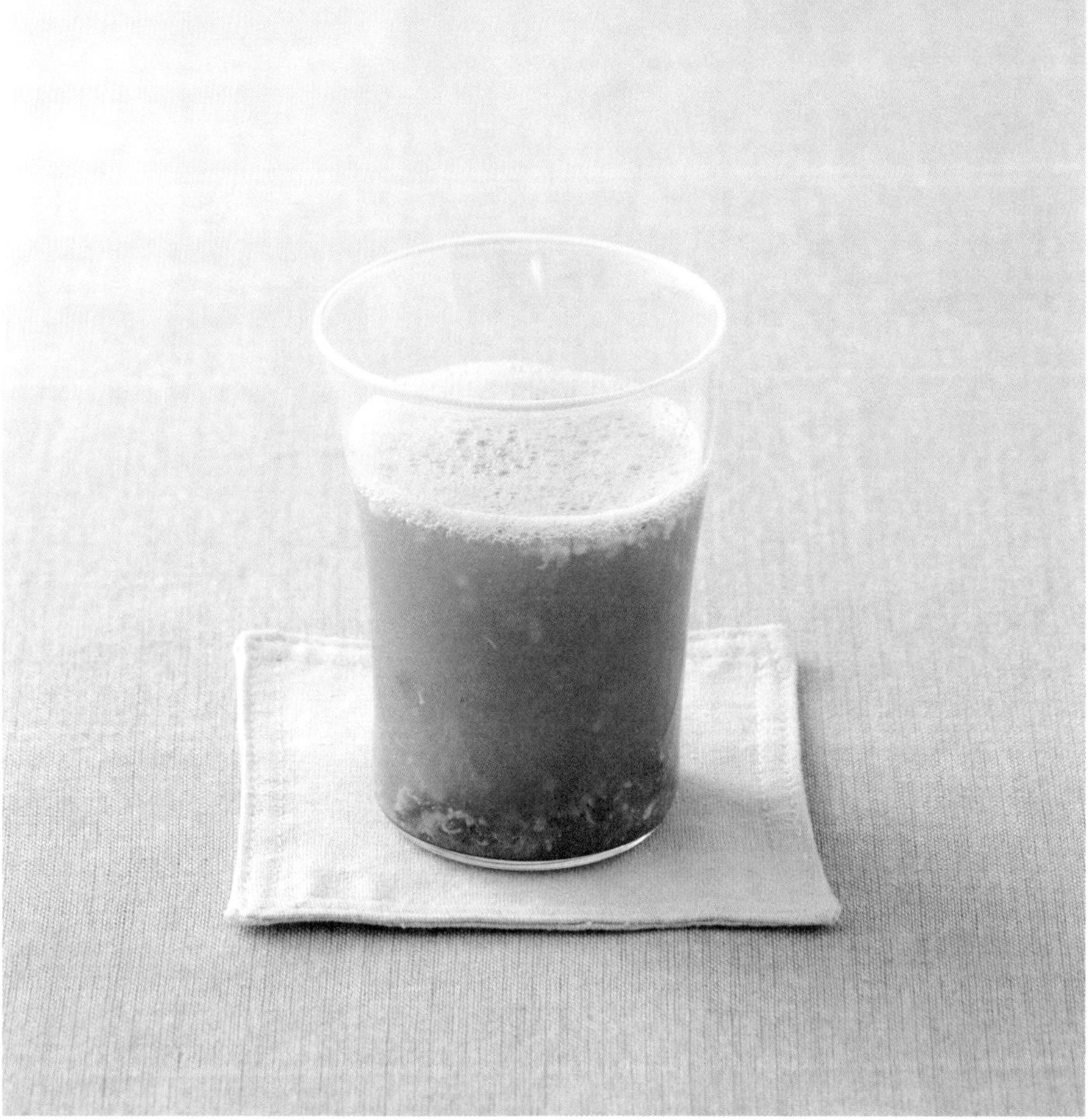

目次

Part 1 あずきの健康パワー

Part 2

ゆであずき&発酵あずきの おかずとおやつ

ゆであずきレシピ

発酵あずきレシピ

Part

1

あずきの健康パワー

「あずき茶」「ゆであずき」
「発酵あずき」を摂ると
何故体によいのか、それぞれが持つ
健康効果を紹介します

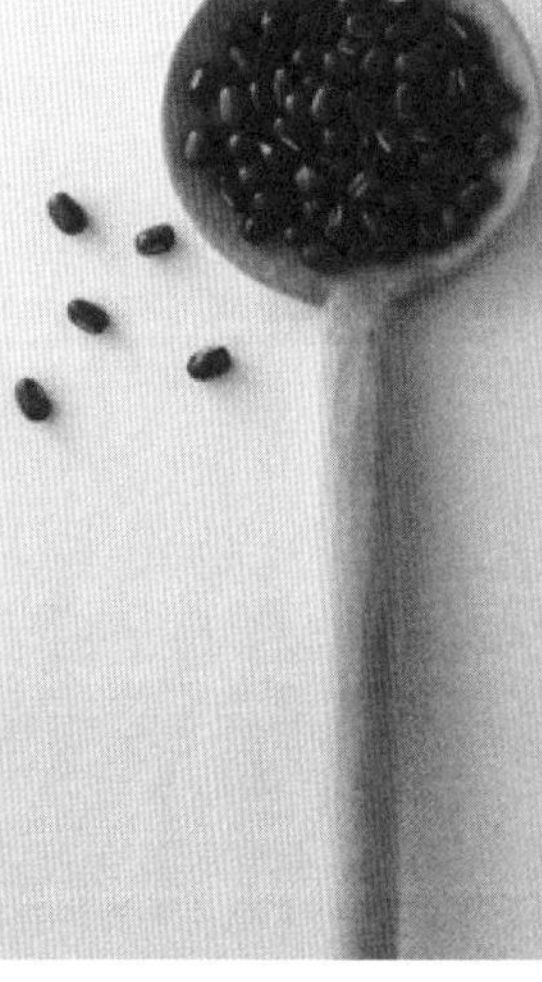

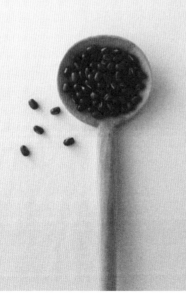

あずき茶、ゆであずき、発酵あずきで、健康に！

栄養価が高いことで知られている「あずき」は、煮豆として食べるだけでも体の状態をよくしてくれるのはもちろんですが、その煮汁にもポリフェノール、ビタミンB群などの成分が溶け出しています。この煮汁を活用したあずき茶を飲むことで、日々、無理なくあずきの健康パワーを得ることができます。

さらに、米麹を使って発酵させた「発酵あずき」として食べれば、あずきと麹の相乗効果で、体の不調をより改善させることが期待できます。

本書では、こうしたあずきの健康パワーをもれなく、毎日の食事に取り入れることができるように、**煮あずきをベースにして、①あずきの成分が溶け出した煮汁を活用した「あずき茶」**、②ゆでたあずきをおいしく食べられ、さらにプラスアルファの健康効果が期待できるよう組み合わせた毎日の食事に使える**「ゆであずき」レシピ**、③あずき＋麹の作用で健康パワー倍増の**「発酵あずき」を使ったレシピ**で、あますところなく、あずきの健康パワーをお伝えします。そこでまず、「あずき茶」「ゆであずき」「発酵あずき」のそれぞれが持つ健康効果をまとめておきましょう。

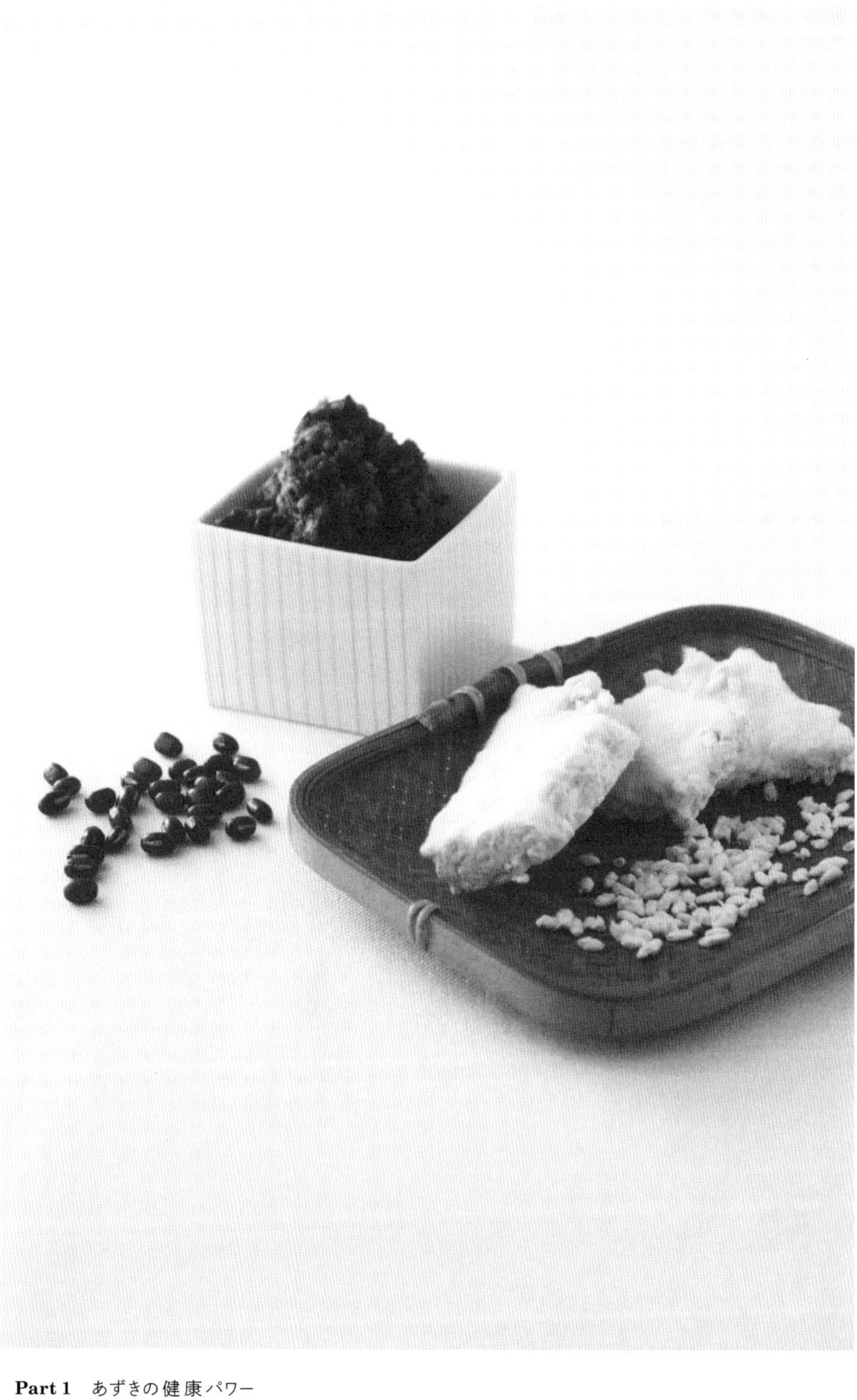

あずき茶のパワーと健康効果

- 生活習慣病を予防する
- 利尿作用を高める
- 血液をサラサラにする
- むくみを解消する
- 老化を予防する
- 美肌、髪や爪を保つ
- 冷え症を予防する
- 疲れ目を予防する

あずきの煮汁には多くの健康成分が溶け出しており、それは「あずき茶」として摂ることができます。一般に、あずきを煮るとき、煮汁はアクが強いものとして捨ててしまうことが多いのですが、**この煮汁の中に、あずきのポリフェノールやサポニン、ビタミンB群などの「抗酸化作用」の高い成分やミネラルなどが多く溶け出しています。**

あずき茶は煮汁をそのまま飲むだけでなく、しょうがを入れたり、炭酸水で割ったり、スムージーで飲むなどアレンジも可能。ホットでもコールドドリンクとしてもおすすめです(p.12～参照)。

あずき茶は、粗熱が取れてから保存容器に入れれば、冷蔵・冷凍保存できます。ノンカフェインで添加物もないので、妊娠中の方でも安心。毎日100㎖から200㎖ぐらいを目安に飲みましょう。

ゆであずきのパワーと健康効果

・腸内環境を改善する
・疲労を回復する
・生体パワーを増強する
・貧血を予防する
・健康な血管を作る
・体の毒素を排出する

ゆであずきには、食物繊維やタンパク質、ビタミンB_1、鉄分などの有効成分が残っている上に低カロリーなので、メインディッシュからサイドメニューまで、幅広く食事に応用できます。

ゆであずきの健康効果の中で強調したいのは、多く含まれる食物繊維が**腸内環境を改善**してくれること。加えて、あずきには、調理の過程ででんぷんがタンパク質にコーティングされ消化されにくくなる、今、話題の**レジスタントスターチ（難消化性でんぷん）**が多く含まれており、**でんぷん＝糖質でありながら食物繊維のような働きをしてくれる**ことで、腸内環境の改善を後押ししてくれます。そのほか、タンパク質やビタミンB_1が健康な体作りと体の機能の正常化に役立ち、鉄分は貧血を予防してくれます。

発酵あずきのパワーと健康効果

・便通をよくする
・腸内環境を整える
・免疫力をアップする
・血糖値の上昇を抑える
・貧血を予防する
・疲労を回復する
・むくみを改善する
・美肌・美髪に役立つ

発酵あずきは、**あずきを米麹で発酵させたものだけに、あずきと麹の相乗効果による健康パワー**が期待できます。とくに、あずきに含まれる食物繊維が腸内環境を整え、米麹のオリゴ糖で善玉菌を増やすという**ダブルの腸活で腸内環境が整って、便通がよくなったり、免疫力がアップする**との指摘もされています。加えて、ビタミンB群をたくさん摂ることができ、貧血の予防や、疲労を回復する、むくみを改善する、美肌・美髪に役立つという効果も期待できるでしょう。

また、発酵あずきは**砂糖を加えておらず、麹の発酵によって生まれたほのかな甘みが特徴**。この甘みを活かしたおやつはもちろん、ほかの食材と合わせて、おかず、ご飯、スープなど、バラエティに富んだレシピも活用してください。

あずきの抗酸化パワーで生活習慣病を予防する

あずきのさまざまな健康効果の中でも、とくに強調したい点がふたつあります。まずそのひとつは**「抗酸化作用」**です。

私たちは体に取り込んだ酸素を使ってエネルギーを作りますが、そのとき同時に活性酸素が生まれます。この活性酸素が必要以上に増えると、それらが体内の細胞を傷つけ、体の中を酸化させて錆びつかせ、老化やがん、シワ、しみ、糖尿病、脂質異常などのトラブルを引き起こす原因になってしまいます。

あずきには、活性酸素による酸化から体を守り、体の酸化を抑える働きをしてくれる「抗酸化成分」が多く含まれ、**「豆類の中でもとくに抗酸化作用が強い食品」**と言われています。それは抗酸化作用に優れたポリフェノールやサポニン、ビタミンB_2を多く含んでいるからです。

あずきに含まれている抗酸化作用の強い成分として、第一にあげたいのはポリフェノール。ポリフェノールといえば赤ワインが有名ですが、あずきには**赤ワインの1・5~2倍程度のポリフェノールが含まれていて**、活性酸素から強力に体を守ってくれます。また、あずきの赤い色をした外皮は**アントシアニン**。ポリフェノールの仲間で、ブルーベリーや赤紫蘇などに含まれる青紫色の色素です。これが眼精疲労や視力向上をはじめ、生活習慣病の改善やアンチエイジングに強い効果を発揮します。

ただ、**ポリフェノールは水に溶けやすい成分**で、あずきを煮るとそのほとんどは煮汁に溶け出します。そこで、煮汁を活用したあずき茶でポリフェノールを摂ることがおすすめです。

煮汁に含まれるサポニンに注目！

あずきの外皮に含まれている**サポニン**は、あずきを煮たときのえぐみや渋みのもととなる成分ですが、強い抗酸化作用があって、**コレステロールや中性脂肪の増加を防ぎ、高血圧の改善やダイエットにも高い効果を発揮する成分**です。

サポニンの効果は幅広く、**生活習慣病の予防だけでなく、毛細血管を広げて血流をよくしたり、冷え症や血栓症の予防、血糖値をコントロール**する働きもあります。

また、サポニンの持つ**界面活性作用**は余分な脂質を洗い流し、肥満を抑制する働きをしたり、便を適度な柔らかさにして便通をスムーズにする効果もあります。

ところで、あずきを煮るときに出るえぐみや渋みなどを取るために、煮汁を捨てる「渋切り」をすることが一般的と言われています。しかし、渋切りをすると、煮汁に溶け出したポリフェノールやサポニンなどの貴重な成分を捨てることになってしまいます。そこで、これらのポリフェノールやサポニン、ビタミンなどを摂り入れる煮汁を使ったあずき茶で、抗酸化作用を強化しましょう(※)。

ちなみに、あずきのサポニンの毒性を心配される方もおられるかもしれませんが、古くから漢方ではあずきを赤小豆《せきしょうず》と呼び、解毒や排膿、利尿を促すために、煮汁を使った「赤小豆湯」が処方されています。こうした歴史があることから、あずき茶に含まれているサポニンによる健康上の問題はないとされています。

若返りのビタミンEで細胞の老化を遅らせる

あずきに含まれる**ビタミンEは、「若返りのビタミン」**と呼ばれるように、細胞の老化を遅らせる、強い抗酸化作用のある脂溶性ビタミンです。またビタミンEには血行促進作用があり、しみやそばかすの改善につながる皮膚の新陳代謝を高める作用もあります。脂溶性の**ビタミンEは、油脂と一緒に摂取するほうが吸収率が高くなる**ので、ゆであずきや発酵あずきは油を使ったメニューから取り入れるといいでしょう。

また、あずきに含まれているビタミンB_1は糖をエネルギーに変えますが、水溶性であるため水に溶けやすい性質です。しかし、玉ねぎやにんにくに含まれているアリシンという成分と結合するとビタミンB_1は脂溶性のアリチアミンに変化し、吸収力がぐんと高まるので、**あずきは玉ねぎやにんにくと一緒に調理するのがおすすめ**です。

※豆によっては渋切りが必要な場合もあります。p.13参照。

食物繊維たっぷりのあずきで腸内がきれいになる

あずきの健康効果で特筆したいもうひとつの作用が、**「腸内環境をよくしてくれる」**という点です。

ゆでたあずきに含まれる食物繊維はごぼうの約2倍、さつまいもの約3倍！　この食物繊維が腸内環境をよくしてくれるのです。

現代人の食生活は、肉や卵、牛乳といったものが主体になってしまいがち。そのせいで決して腸内環境がいい状態にあるとは言えないケースが多く見られます。

たとえば、肉を消化するためには、たくさんの消化液が必要なのですが、そのうちの胆汁酸が多く分泌されると、腸内細菌によって二次胆汁酸に変化してしまい、これが大腸がんの原因になるとも言われています。

また、体内の老廃物の7割は便で捨てられますが、便秘をすると不要な老廃物を抱え込んでしまい、それが起因となって、湿疹や肌荒れ、ニキビといった皮膚のトラブルなどが起こるのです。

そのような**トラブルが慢性化した腸内環境をよくしてくれるのがあずきのパワー**。あずきは、食物繊維の宝庫で、あずきの煮汁にも水溶性食物繊維が溶け出していますし、また、ゆであずきに残った多くの不溶性食物繊維が腸内で活発に活動して腸内環境をよくしてくれます。

お腹を健康に保つことが健康維持の秘訣

現代人の肥満や高血圧、高血糖といった生活習慣病は、腸内環境の悪さとも関係しています。そして、それらを起因として体全体の免疫力が下がり、**「未病」から「病気」**へと進行してしまう例も見られます。

そうした病気につながる流れを早い段階で食い止めてくれるのが、腸内環境の改善です。腸が健康なら、多くの毒素は便として体の外へ排出することができます。

しかし、腸の働きが悪いと便秘になって毒素が腸内にとどまり、それが大腸がんをはじめ、免疫低下や二次的なトラブルを生み出すことになってしまいます。

腸内環境をよくしてくれる代表格は食物繊維。食物繊維が腸の中で余分な糖分や脂肪をくっつけて、血液の中に入らないようにしてくれます。あずきにはこうした食物繊維が豊富に含まれています。

そして、**あずきに含まれている食物繊維の多くは「不溶性食物繊維」**なので、水に溶けません。そのため、水を吸収して体積が増えて腸まで届き、腸の蠕動《ぜんどう》運動を活発にして**排便を促す効果があります**。こうした食物繊維を積極的に摂って、常にきれいな腸を保つよう心がけましょう。

あずきに多いレジスタントスターチで腸活！

さらにあずきには、腸がきれいになるもうひとつの腸活成分があります。それが、今、**毒出し成分として話題のレジスタントスターチ**です。

レジスタントスターチとは「難消化性でんぷん」のこと。これまでのダイエットでは敬遠されていた炭水化物（＝糖質）です。

主食となる米やパン、麺などは大事なエネルギー源でありながら、それらは食べすぎれば血糖値を上げ肥満につながりますし、逆に、むやみに減らしてしまうと健康そのものを損なってしまいます。

とくに現代日本人は、肉類を食べる頻度が増えて以降、実は「食事全体の中で炭水化物が占める割合は減っている」と言われています。炭水化物も私たちが生きていく上で必要なエネルギー源なので、バランスよく摂り入れることが健康のためには大事です。

しかし、この炭水化物の中にも、消化酵素を免れて消化吸収されずに大腸まで届き、大腸で食物繊維同様の働きをしてくれる成分があることがわかりました。それが**レジスタントスターチ**。**腸内細菌のエサになって善玉菌を増やし、お腹の調子**

を整えてくれる成分です。そしてこの成分が、あずきには多く含まれています。

● レジスタントスターチには3つの種類がある

レジスタントスターチには加工のものを除くと3種類があり、それが含まれる食材も違います。

「レジスタントスターチ1」は物理的に消化されないでんぷんのこと。あずきもこのカテゴリーに属します。

あずきをゆでると、でんぷんが水分で膨張し、外側の細胞膜に守られた粒となって消化酵素の作用を免れ、消化されないまま大腸に届きます。そのため、**大腸で食物繊維のように腸の動きを活発にし、便通をよくしてくれるのです。**

❖ レジスタントスターチの3つの種類

	特徴	主な食材
レジスタントスターチ1	物理的に強固で消化酵素の作用を受けにくく大腸まで届く	**あずき**、ひよこ豆、いんげん豆、**玄米**、**タイ米**などの**長粒米**、全粒粉パン、ライ麦パン、雑穀パン
レジスタントスターチ2	調理や糊化されていない生でんぷんなど、消化されにくいでんぷん	青い調理用バナナ、生のじゃがいも
レジスタントスターチ3	**加熱調理後に冷ますことで消化されにくくなったでんぷん**	かぼちゃ、じゃがいも、さつまいも、白米、パスタ、中華麺、そば、うどん

毎日の食事に取り入れよう

糖質が気になるご飯やいも類は調理後に冷まして食べるのがコツ

あずきのほかにこのカテゴリーに属するものは、ひよこ豆やいんげん豆など。また、米やパンでは、**玄米やタイ米、バスマティライスなどの長粒米、全粒粉パン、ライ麦パン、雑穀パン**などといった、精製されていないものにレジスタントスターチ1は多く含まれています。そこで、Part2のレシピでは長粒米を使ったものを紹介しています。

ちなみに、「レジスタントスターチ2」は調理や糊化されていない生でんぷんなど、消化されにくいでんぷんで、青い調理用のバナナや生のじゃがいもなどがそうです。

そして、**「レジスタントスターチ3」**は、もともとは消化されやすいでんぷんが、**加熱調理後に冷ますことで消化されにくくなるもののこと**。パンやコーンフレーク、調理後に冷ましたご飯やじゃがいもなどがこの分類に含まれます。

あずきはレジスタントスターチ含有量ナンバーワン！

レジスタントスターチを積極的に摂れる食材として第一にあげられるのがあずきです。

ゆであずきに含まれるレジスタントスターチ含有量は100gあたり6・52gで、ほかの食材と比べてみても、かなり高いことがわかります（p.33参照）。

ほかにレジスタントスターチが多く含まれているのは、主食ではパンやパスタ、中華麺などで、お米なら白米よりも、p.33の表にはありませんが、タイ米や玄米に多く含まれています。

あずきはカロリーも低いので、レジスタントス

❖ 食材に含まれるレジスタントスターチ含有量（g/100g 調理後）

① **あずき（ゆで）**	**6.52**	⑦ さつまいも（蒸し）	0.50
② 食パン	1.12	⑨ じゃがいも（蒸し）	0.40
③ パスタ	1.09	⑨ うどん（ゆで）	0.40
④ 中華麺	0.92	⑪ 米・ハツシモ	0.37
⑤ いんげん豆	0.66	⑫ 米・コシヒカリ	0.25
⑥ そば（ゆで）	0.58	⑬ 大豆（ゆで）	0.083
⑦ かぼちゃ（ゆで）	0.50		

『おいしく食べて体にいい　快腸でんぷん健康法』
早川享志著（星雲社）より

ターチをたくさん摂る食材としては最適。少し食べるだけでも効果が得られますし、ゆでたあずきを冷ましてサラダや料理に応用すれば、簡単にレジスタントスターチを摂ることができます。また、たとえばレジスタントスターチの多い食材同士を合わせて、**あずきにじゃがいもや玄米、長粒米、かぼちゃ、麺類と組み合わせた料理で腸活をするのもおすすめ**です。

レジスタントスターチは冷ますと増える！

レジスタントスターチには、興味深い特徴があります。それは、「熱を加えて調理した後、冷ますことによってその性質が変わり、消化されにくくなる」という点です。

つまり、**レジスタントスターチは冷ますと増えるのです。**ただし、急速冷凍などで一気に冷やしてもレジスタントスターチは増えません。大切なポイントは**「ゆっくり冷ます」**こと。いちばん増える温度は**4度ぐらい**と言われています。

これは、あずきを使った料理にも当てはまります。**作りたての熱々の料理より、ゆっくり冷ました状態にして食べれば、便秘解消、腸活に効果的。また、炊いたお米を食べるなら、ご飯を冷ましておにぎりやお寿司にしたり、冷ましたご飯をお茶漬けにして食べるといいでしょう。**

● レジスタントプロテインをあわせて摂る

あずきに多いレジスタントスターチが注目されているのは、それが「難消化性成分」だからです。食物繊維のように食べたものが腸を通って体外に排出される「難消化性成分」はレジスタントスターチ以外も確認されており、同様の働きをするタンパク質が「レジスタントプロテイン」。

通常のタンパク質は消化酵素で分解され、アミノ酸として腸管から吸収されますが、レジスタントプロテインは消化酵素による分解を受けにくく食物繊維のように大腸まで届くため、腸内環境を整え、コレステロール値を下げるなどの健康維持に対して有効だと考えられています。

この**レジスタントプロテインは、酒粕やそば、大豆や豆腐、みそ**などに含まれています。あずきとあわせて摂り入れることで、さらなる腸内環境の改善が期待できます。

若年者から高齢者まで未病予防にあずきを摂ろう

生活習慣病は高齢者に限らず、**今は若い世代でも生活習慣病予備軍、つまり肥満や血圧、血糖値がやや高くなっているなどの未病の状態にいる人が増えています**。しかし、若い人ほどその自覚が持てないため、漠然とした体の不調ということでやりすごしてしまいがちです。これを放置してしまうのはとても危険です。

まず、自分の不調に気がついて、不調を改善するアクションを起こしてください。とくに、**若い人たちにこそあずきの健康効果をぜひ実感していただき、あずき好きになって健康になってもらいたい**と強く思います。

その**第一アクションは食生活を変えること**。あずきを入り口にして、自分の体の調子がどう変わるかを実感してみましょう。

次ページにあずきの栄養素をまとめました。小さな豆の中にこれだけの栄養素が含まれています。これらは、あずき茶やゆであずき、発酵あずきに含まれている成分。これらを飲んだり食べたりすれば、自分の体が変わっていくことに気づくはずです。ぜひ、実際にあずきのパワーを試してみていただきたいと思います。

あずきの主な栄養素

サポニン
ダイエット効果、糖尿病の予防効果と、むくみ予防の強力な利尿作用がある

ポリフェノール
がんや生活習慣病、動脈硬化、老化の原因になる活性酸素を除去する

食物繊維
不溶性食物繊維は水に溶けずに腸まで届き、腸の蠕動運動を活発にして排便を促す

タンパク質
臓器、筋肉、皮膚、髪、爪を作り、酵素やウイルスなどから体を守る抗体を作る

糖質
脳や筋肉など、全身の細胞が働くための大切なエネルギー源になる

アントシアニン
強力な抗酸化作用により、活性酸素の除去や疲れ目、視力回復に効果がある

亜鉛
細胞分裂を促し、傷の治りや肌のターンオーバーを促進させる効果がある

カリウム
むくみや高血圧、不整脈を予防し、余分な塩分を排出して利尿作用を高める

鉄
全身に酸素を運び、立ちくらみ、めまい、頭痛、冷えを予防する効果がある

ビタミンE
細胞の老化を遅らせる抗酸化作用と、血行をよくする効果がある

ビタミンB群
食事から摂った栄養を効率よくエネルギーに変える酵素の働きを助ける

マグネシウム
脳や心臓を活性化させ、精神や気分の安定や集中力を高める効果がある

あずきを食べることで期待できる健康効果

あずきが中国から日本に伝わってきた3世紀ごろ、あずきは食べ物というより「薬」という位置づけでした。中国や日本では昔、赤は太陽・火・血などといった「生命」を象徴する色と考えられ、魔除けの力があると信じられていました。そのため、赤い色をしたあずきも、古くから食べることで邪気を払い、身を守る食材として、行事・儀式などで宗教的に使われてきたのです。

そして時代が変わるにつれ、薬ではなく、特別な食材として人々の生活に浸透していきました。たとえば、小正月（1月15日前後の3日間）に**あずきを入れた「あずき粥」を食べる習慣は平安時代に始まりましたし、ハレの日の「お赤飯」は江戸時代に広まり、今も続いています。**

現在では、**抗がん作用、血圧を下げる、悪玉コレステロール値を下げる、老化防止、美肌効果、ダイエット効果、便秘解消、解毒作用、尿酸値を下げる、血液サラサラ効果、むくみ、貧血などの症状に効果がある**ことが明らかになっています。そこで、煮汁を使ったあずき茶やゆであずき、発酵あずきそれぞれの持つ健康効果を知って、効果的に活用していただきたいと思います。

❖ あずきの健康効果とあずきに含まれる成分

健康効果	成分
❶ メタボ撃退	ポリフェノール、サポニン、食物繊維
❷ むくみ改善と利尿作用	サポニン、カリウム
❸ 脂肪燃焼	サポニン、食物繊維
❹ めまいや耳鳴り改善	ポリフェノール、サポニン、カリウム、鉄
❺ 更年期障害の緩和	イソフラボン
❻ 白髪や脱毛改善	ポリフェノール、タンパク質
❼ 血糖値上昇の緩和	食物繊維、サポニン
❽ 高血圧の予防、改善	カリウム、サポニン、アントシアニン
❾ 中性脂肪値改善・血栓予防	サポニン、アントシアニン
❿ 貧血改善	鉄、ビタミン、ミネラル
⓫ 冷え症の予防	サポニン、ポリフェノール、鉄、葉酸、タンパク質
⓬ 毒素を排出する	食物繊維、ビタミンB_1

❶ メタボの原因を緩和する

メタボとは、内臓脂肪型肥満に加え、脂質異常、高血圧、高血糖のうちの2つ以上が合併している状態のことを言います。これが進行すると、動脈硬化になり、脳梗塞や心筋梗塞といった非常に危険な病気を引き起こす原因になります。

あずき茶のポリフェノールはこうした体のトラブルを緩和し、あずき茶に含まれるサポニンが、中性脂肪や血糖値、血圧の上昇を和らげてくれます。また、ゆであずきには多くの食物繊維があり、あずきの食物繊維の約9割といわれる不溶性食物繊維が便を柔らかくして大腸をきれいにし、お腹にたまった悪いものを便と一緒に排出してくれるので、デトックス効果も期待できます。

❷ 利尿効果でむくみが取れる

体内の余分な水分を排出することでむくみや水太りを解消、軽減する効果があります。それを促してくれるのはあずきに含まれるサポニンとカリウムの優れた利尿作用です。

むくみの主な要因は、長時間同じ姿勢でいたり、筋力の低下や冷え性、塩分過多などですが、それ以外にも運動不足での筋力の低下や、子育てや仕事などでのストレス過多が長く続くと、尿の出が悪くなり、体がむくみます。

体に余分な水がたまることを漢方では**「水毒《すいどく》」**と言い、さまざまな不調を引き起こしますが、**あずき茶を飲んで高まる利尿作用はこうした水毒を排出して体の状態を改善することができます。**

❸ 腸内環境から肥満体質を改善する

あずき茶に含まれるサポニンには、体に取り込まれた脂質の代謝を促進する効果があります。そうした成分を含むあずき茶を摂り続けることで、肥満体質の改善が期待されます。また、サポニンには、コレステロールや中性脂肪の蓄積を抑える働きもあるので、糖質や脂質の代謝も促してくれます。

同時に、あずきの食物繊維による腸活力にも注目しましょう。ゆであずきや発酵あずきに含まれる食物繊維がコレステロールの吸収を抑え、有害物質を排出して腸内環境を整えます。それによって体脂肪がたまりにくくなったり、腸の活動がよくなって、肥満体質を改善してくれます。

❹ めまいや耳鳴りを改善する

あずきに含まれるポリフェノールなどの力で**血液がサラサラになって血流が改善されると、内耳の血流がよくなって耳鳴りなどの耳のトラブルが改善される**可能性があります。

また一方で、漢方の見地から言うと、めまいや耳鳴りは「内耳に水がたまっている状態」と考えます。たとえば、湿気があるときの水分が体に影響するなどです。

あずきの利尿作用で尿が出るようになると、余計な水が体から出ていって、めまい、耳鳴りが改善されることもあります。また、**めまいの要因となる鉄分不足をあずきで補えば、めまいの症状改善が期待できます。**

❺ 更年期障害の緩和が期待できる

加齢による女性ホルモンの減少は、生理不順やのぼせ、多汗、めまい、むくみといった更年期障害などの婦人科系の症状を引き起こしやすくしますが、あずきや大豆などの豆類に多く含まれるイソフラボンは、植物性の「エストロゲン（卵胞ホルモン）」とたとえられるように、女性ホルモンと似た働きをしてくれます。

体内に入ったイソフラボンは、女性ホルモンの減少からくる病気には女性ホルモンを増やし、女性ホルモンの過剰からくる病気には女性ホルモンを減らすことで予防につながります。そのようにして**イソフラボンは、女性ホルモンのバランスを調整してくれている**のです。

❻ 白髪や脱毛の進行を抑制する

東洋医学では、**あずきは「腎《じん》を補う食材」**と言われています。腎とは、腎臓を意味するだけでなく生命力全般を表し、より具体的に言うなら、生命力を高めて老化を遅らせる**「アンチエイジング」**と関係しています。

これを裏づけるように、あずき茶に含まれているアントシアニンなどのポリフェノールには強い抗酸化作用があります。これらの効果で年齢とともに力を失った髪の毛の細胞が活性化して、発毛効果を促してくれます。

また、皮膚や髪の生成にはタンパク質が欠かせません。ゆであずきの持つ豆の力でタンパク質が蓄えられ、髪に栄養分を与えることができます。

❼ 血糖値の上昇を緩やかにする

あずきに含まれる水溶性食物繊維には、消化管での糖質の吸収を遅らせ、食後の急激な血糖値の上昇を緩やかにする働きもあります。

また、あずき茶に溶け出しているサポニンには、血糖値を抑制する効果のあるα-グルコシダーゼ阻害作用があります。

α-グルコシダーゼとは、ブドウ糖のもとになるでんぷんや糖質が、消化・分解される過程で働く酵素のことです。サポニンは、この酵素の働きを抑えることで、糖類が消化・吸収される際に、**摂取した糖類が果糖やブドウ糖などへと分解されていく速度を遅くして、血糖値の上昇を緩やかにしてくれます。**

❽ 高血圧を予防、改善する

あずきの代表的な成分のひとつである**カリウムには、体内の過剰な塩分を排出したり、血管を拡張する**といった働きがあります。また、あずきに含まれる強力な利尿作用のある**サポニンは排尿を促し、血圧を下げる効果がある**とされています。高血圧は塩分過多も影響しますが、無理な減塩をいきなり始めるよりも、まず、あずきなどのカリウムが豊富な食材を使って、体内の塩分量を減らしていくのがおすすめです。

また、あずき茶のサポニンやアントシアニンなどのポリフェノールには抗酸化作用があり、高血圧が原因で起こる動脈硬化や血栓を防ぐ働きがあります。

❾ 中性脂肪値改善・血栓予防

あずきにはコレステロールや中性脂肪の蓄積を抑制し、ドロドロになってしまった**血液をサラサラにする**効果があります。水分の摂取不足や飲酒、喫煙、そして糖分や脂肪分の摂り過ぎなどが常態化すると、血液はドロドロに。血がドロドロになってしまったなら、血液は毛細血管を通り抜けにくくなって体の末端まで酸素や栄養素を運べなくなり、手足の冷えや肩こり、頭痛などの不調が起こります。

あずき茶に含まれるサポニンには、**血中のコレステロールや中性脂肪の蓄積を抑制する**働きがあり、また、あずきの外皮に含まれているアントシアニンには、**血栓を防ぐ**効果もあります。

❿ 妊娠中のむくみや貧血を予防する

その昔、「産後の肥立ちの悪い女性にはあずき粥を食べさせていた」と言うように、古くからあずきは出産で失われた鉄分を補うのに効果的な食材とされていました。今でも、妊娠中のむくみ取りや血圧の安定のためには、あずきの鉄分やビタミン、ミネラルが有効です。もちろん**妊娠や出産時に限らず、あずきの鉄分は貧血予防として効果的**。鉄分というと、ほうれん草やレバーを思い浮かべますが、実はあずきも鉄分の宝庫なのです。

貧血は血液中にあるヘモグロビンの中の鉄分が不足して起こる「鉄欠乏性貧血」である場合が多いので、あずきに含まれる鉄分を摂取して、貧血を予防しましょう。

⑪ 冷え症を予防する

漢方では、**あずきは体を温めてくれる「陽性食品」**に位置づけられています。つまりあずきは、冷えから体を守り、血行を促進してくれる食材なのです。

冷え解消に効果的なのは、サポニンの利尿作用。サポニンが含まれている煮汁を使ったあずき茶を飲むことで、体にたまった余分な水分を尿として排出し、体の水分バランスを整えて、冷えを取り除いてくれる効果が期待できます。**冷え症予防には、体を冷やす水分をいかに排出するかが大切なのです**。また、あずきに多く含まれているポリフェノールや鉄分、葉酸、タンパク質なども血行を促進し、体を温めてくれます。

⑫ 体内の毒素を排出する

中国最古の薬物書「神農本草経《しんのうほんぞうきょう》」には、あずきの煮汁が解毒剤として使われていたという記述があります。こうしたあずきの解毒作用は、あずきに含まれる食物繊維によるものが大きく、現代でももちろん有効。この食物繊維が腸内にたまった有害な物質を吸着し、便とともに体外に排出してくれます。そして、**便通がよくなることで大腸内に有害物質がとどまる時間が短くなり、大腸がんの予防にも効果があります**。

また、あずきのビタミンB_1の持つ作用には、糖代謝を進め、筋肉にたまる乳酸などの疲労物質のエネルギー転換を行うことで、疲れや肩こりなどの症状を和らげてくれる効果があります。

発酵あずきは倍増パワーで健康効果がアップ！

発酵あずきが、これまでのあずき茶やゆであずきと違うのは、**あずきを米麹で発酵させた「発酵食」である**という点です。

発酵食というと、多くの人が思い浮かべるのは、みそやしょうゆ、納豆、チーズ、ヨーグルト、米酢、日本酒、甘酒あたりでしょうか。そのほかにもまだまだたくさんあり、そうした多様な発酵食が、日々、私たちの食卓に並んでいます。

発酵食は食材を細菌や酵母、カビなどの微生物による作用で発酵させたもので、長期保存ができたり、最近では、栄養価やうまみ、体への吸収力が高まるなど、発酵食としての健康効果に注目が集まっています。

そうした中、発酵あずきにも「発酵食」ならではの利点があります。あずきに含まれるさまざまな健康成分が発酵のパワーと相まって倍増する効果があるのです。これまでのあずき茶やゆであずきと、あずきそのものが持つ成分は変わりませんが、発酵がもたらす健康効果も加わります。

p.74から紹介する発酵あずきのレシピ・バリエーションからも、それらを実感していただけたらと思います。

発酵食ならではの発酵あずきの健康効果

従来のあずき茶やゆであずきと比べ、発酵食である発酵あずきならではのメリットとしてあげられるポイントがあります。

〈発酵あずきのメリット〉

・発酵させることで栄養吸収率が高まる

・あずきと発酵の相乗効果でビタミンB_1をたくさん摂ることができ、それによって、脳が活性化したり、血行促進、美肌・美髪が期待できる

・腸内環境を整えて免疫力を高めることで、抗がん、抗アレルギー効果が期待できる

・腸年齢を若く保って細胞の代謝を高めることで、年齢とともに低下する代謝率を上げたり、血糖値をコントロールする効果も期待できる

つまり、発酵食としての特質が加わったことで、あずき本来の健康効果に発酵による効果がプラスされ、相乗作用が起こります。具体的には、発酵

の過程であずきの栄養素の活動や機能性がアップしたり、あずきの力と発酵の力が合わさって、より効果的に健康効果が発揮されることになります。その健康効果を見ていきましょう。

❶体への栄養吸収がよくなる

発酵あずきの作り方の基本は、「米麹甘酒」を応用したものです。

甘酒は、麹菌が米の糖質を発酵させることで、ブドウ糖やオリゴ糖、食物繊維、ビタミンB群などを豊富に含むものに変化し、その栄養素の多さから「飲む点滴」と言われています。この甘酒の米を豆に置き換え、あずきの糖質を利用して米麹で発酵させたものが発酵あずきです。

発酵あずきも甘酒同様に多くのブドウ糖を含んでいます。そして、**直接小腸から吸収されるために体への吸収が早いため、食べるとすぐに細胞や脳の栄養になります。**

また、炭水化物や脂質、タンパク質の代謝に必要なビタミンB_1をはじめとするビタミンB群、必須アミノ酸も豊富に含んでおり、疲れやむくみの軽減、肌質や便通の改善などの効果も期待できます。

❷糖質オフでもほんのり甘い

発酵あずきは、豆類がもともと持っているでんぷんを麹の酵素がブドウ糖に変えることによって、ほんのりとした自然な甘みを生み出します。

ちなみに、一般的なあんこの糖質はショ糖（砂糖）ですが、発酵あずきの糖質はブドウ糖です。

ブドウ糖は体のエネルギー源としてとても大切で、体の健康になくてはならないものです。発酵あずきのブドウ糖は、腸で吸収されて代謝に回り、細胞や脳の栄養になります。

発酵あずきにおいてはほかにも、腸の善玉菌のエサになるオリゴ糖や麹由来の成分であるビタミンB群、酵素類も発酵によってもたらされ、身体に大変有益な成分が生み出されます。ほんのりとした甘みがあっても、砂糖を使っていないため、低カロリーで安心です。

❸腸を健康にして、きれいにする

腸内環境をよくするのに大切な要素は、これまでのあずき茶やゆであずきの健康効果の中でも再三触れてきている食物繊維です。

発酵あずきも食物繊維を多く含むので、腸内環境改善には大きな効果が期待できます。加えて腸の環境をよくしてくれる点として、発酵あずきには、あずきと米麹が発酵してできた**オリゴ糖が多く含まれるのが特徴**。このオリゴ糖が腸内で善玉菌のエサになって**善玉菌を増やし、悪玉菌を減らす**役割をしてくれるのです。

さらにあずき自体に含まれる食物繊維も善玉菌のエサになって、麹とあずきの相乗効果で腸内環境をよくし、アレルギーや免疫に関わる腸内細菌のバランスを改善して、健康できれいな状態にしてくれる効果が期待できます。

❹食後の高血糖を抑える

発酵あずきに含まれる食物繊維の多くは、あずきや麹菌由来の不溶性食物繊維です。不溶性食物繊維は保水性に優れるため、腸の活動を促進させ、便量を増加させたり、腸内の不要なものを吸着し排出する機能があります。

また一方で、発酵あずきには血糖値の上昇を緩やかにする効果もあります。これはあずきに含まれる食物繊維の中の水溶性食物繊維の働き。発酵あずきでは水溶性食物繊維も取り込めます。

発酵あずきに含まれる食物繊維総量の10％は水溶性なので、食後の高血糖を抑える効果も期待できるでしょう。

❺脳の働きを活性化する

あずきにも米麹にも、ビタミンB_1が多く含まれています。

ビタミンB_1は糖質をエネルギーに変えてくれる作用がある、とても大切な栄養素。そして、あずきに含まれる炭水化物をブドウ糖に変えて、身体中にエネルギーを供給してくれます。

脳がエネルギーとして利用できる物質はブドウ糖だけ。頭をしっかりと働かせるためには、食べ物から摂った炭水化物をブドウ糖に分解する必要があります。

この分解に必要なのがビタミンB_1です。ビタミンB_1が欠乏すると、炭水化物が不完全燃焼を起こして脳のエネルギーが不足し、思考力が低下してしまいます。

発酵あずきには、あずき本来のビタミンB_1に加え、麹の発酵によるビタミンB_1もあり、**あずき茶やゆであずきを上回るビタミンB_1を有している**

のが特徴です。この豊富なビタミンB_1によってできるブドウ糖が**頭の働きを活性化してくれます。**

繰り返しになりますが、ビタミンB_1は、玉ねぎやにんにくに含まれているアリシンという成分と結合すると脂溶性アリチアミンに変化し、吸収力がぐんとアップします。

そこで、**発酵あずきを玉ねぎやにんにくと合わせて調理すれば**、ビタミンB_1が持つエネルギーの生成、体や脳の活性化といったパワーをより効率的に活用できるでしょう。

❻美肌や貧血予防にも効果がある

発酵あずきには、疲労回復や糖質の代謝をよくするビタミンB_1だけでなく、発酵あずきの作り方の基本となっている甘酒と同様の、**エネルギーの代謝を助ける多くのビタミンB群が含まれている点も注目です。**

ビタミンB群は酵素の補助物質として代謝を補助する働きを担っていて、たとえば、ビタミンB_2やビタミンB_6、B_7、B_9には皮膚や髪を保護して肌を活性化させるパワーがあります。

また、発酵あずきに含まれているミネラルも、ビタミンB群同様に酵素の補助物質として働きます。そして体がいつも同じようなバランスを保てるように調整する働きも担っています。

たとえば、ミネラルの中の鉄分などは、血を増やして貧血を予防する効果がありますし、カリウムは塩分を排出して心臓や筋肉の働きを調節したり、マグネシウムは骨や歯の発育を助け、血圧を調節するといった働きを受け持っています。

❖ 発酵あずきに含まれるビタミン・ミネラルの働き

ビタミンB群	エネルギー代謝を助ける
B_1(チアミン)	疲労回復、食欲増進、神経正常化、糖質代謝
B_2(リボフラビン)	皮膚や髪の保護、成長促進、活性酸素除去
B_5(パントテン酸)	脂質代謝補助、ストレス緩和、HDLコレステロール生成
B_3(ナイアシン)	三大栄養素の代謝サポート、アルコール分解
B_6(ピリドキシン)	アミノ酸代謝補助、皮膚や髪の保護、神経伝達物質合成
B_7(ビオチン)	アミノ酸代謝補助、皮膚や髪の保護
B_9(葉酸)	核酸合成、アミノ酸代謝補助、皮膚や髪の保護
B_{12}(コバラミン)	造血、神経正常化、核酸合成、アミノ酸代謝補助

ミネラル	
カリウム	塩分の排出、心臓、筋肉の調節
マグネシウム	骨や歯を発育・形成、血圧調節
リン	骨や歯の形成、代謝サポート
鉄	ヘモグロビンの成分となる、代謝酵素の活性化
亜鉛	細胞の新生、抗酸化作用
銅	抗酸化作用、鉄の吸収、ヘモグロビンの合成を助ける
マンガン	代謝のサポート
モリブデン	鉄の働きを高め、造血作用を促進

↓

発酵あずき100gあたりに上記のビタミンB群やミネラルの
1日に必要な摂取量の約10～30%が含まれる(※)

※藤井寛調べ(『発酵あんこのおやつ』小社刊より)

発酵あずきが持つ伝統的な発酵腸活のすごさ

発酵あずきの健康効果を見てもわかる通り、発酵あずきもあずき茶やゆであずき同様に、豊富な栄養成分の宝庫であることが見てとれます。しかし、発酵あずきの素晴らしさは「発酵食」であるという点を忘れてはいけません。そこで、発酵の持つ大きなメリットをお伝えしておきましょう。

発酵あずきのパワーは、「腸内環境を整え、改善する」という点にあります。もちろん、あずき茶やゆであずきにもそうした健康効果はありますが、たとえば、みそやしょうゆ、酢、みりん、納豆、漬物などといった、古くから日本の伝統的な保存食として食べ続けられてきた発酵食の健康パワーを、発酵あずきも同じように持っているのです。

健康な人の腸内環境は、「善玉菌が多く、悪玉菌が少ない」というバランスによって保たれていますが、加齢や生活習慣などによって、腸内環境のバランスは崩れていき、体調を崩す原因の一端になってしまいます。その腸内環境のバランスを保つのが、発酵食である発酵あずきです。発酵あずきは、腸内の善玉菌を増やし、免疫力をアップさせる効果が期待できるとされています。

元気な腸内環境を育む細菌のパワー

発酵あずきを食べることで理想の腸内環境が期待できますが、腸内細菌は「善玉菌2：悪玉菌1：日和見菌7」になっているのが理想のバランスと言われています。

理想的な腸内環境を育むには、**①有用な菌を積極的に体に摂り入れる「プロバイオティクス」**（＝発酵食品から乳酸菌、ビフィズス菌などを摂る）と、**②善玉菌のエサを供給する「プレバイオティクス」**（＝豆、きのこ、野菜から水溶性食物繊維、不溶性食物繊維、オリゴ糖などを摂る）を同時に行うことで、腸内環境を最大限に整えることができると言われています。この方法を**「シンバイオティクス」**と呼びます。

まさに発酵あずきは、この両方を同時に摂ることができるので、理想的な腸内環境に近づける食材と言えます。

発酵あずきに含まれる有用な細菌とは

発酵あずきを作るベースになっているのは米麹。つまり麹菌です。

麹菌とは、米や大豆などの穀物を、煮たり蒸したりしたときに繁殖する糸状菌（カビ）の一種。その中で、米を原料としたものが米麹、大豆を原料としたものが大豆麹で、日本の伝統的な発酵食品のみそやしょうゆ、日本酒や焼酎などに幅広く使われています。

麹菌の役割は、「でんぷんをブドウ糖に、タンパク質をアミノ酸に分解する」こと。ブドウ糖は乳酸菌や酵母の増殖に必要なエネルギー源として使われ、アミノ酸は乳酸菌や酵母の材料として使われます。加えて、乳酸菌や酵母に必要なビタミンなどの栄養素も供給するのが麹菌の持つ働きです。

また、乳酸菌は、糖を分解して栄養分とし、増殖しながら乳酸を作る細菌です。

チーズやヨーグルト、みそ、しょうゆ、漬物、日本酒、ワイン、パンなどの製造に幅広く利用されている乳酸を作る過程を「乳酸発酵」といい、ビフィズス菌、ヤクルト菌、LG21、KW乳酸菌、コッカス菌など、乳酸は100種類以上あり、さらに動物のミルクなどに生息する動物性乳酸菌と、植物の葉や果実の表皮に生息する植物性乳酸菌に大別されます。

こうした**乳酸菌やビフィズス菌も発酵あずきには豊富に含まれています。**そして腸内の悪い細菌や病原体から体を守り、健康な腸内環境を作る役割を担っています。

また、発酵あずきは甘酒と同じ麹発酵。人のエネルギー源となるブドウ糖を多く含んでいて、ビタミンB_1、B_2、B_6などといった、炭水化物、脂質、タンパク質の代謝に必要なビタミン類が豊富です。さらに、**体では作ることができない必須アミノ酸も9種類すべてを含んでいます。**

このように、**体に不可欠な栄養成分を発酵によって吸収しやすくしている点が、発酵あずきのポイント**です。

発酵パワーが免疫力の働きを高める

そして、最後に強調しておきたい点は、発酵食としての**発酵あずきが、体内の免疫細胞を正常にしてくれる**ということです。

そもそも免疫とは、本来、誰の体の中にも備わっている自然治癒力のこと。この免疫力が高ければ、病気にかかりにくくなりますし、もし、病気になってしまっても大事にいたらずに済みます。逆に、免疫力が低いと病気にかかりやすくなってしまいます。

この免疫力を高めるには、白血球に含まれる免疫細胞のリンパ球を正常に働かせる必要がありますが、そのときにとりわけ重要なのが、**「ヘルパーT細胞」**という細胞です。

ヘルパーT細胞は、サイトカインと呼ばれるタンパク質を作り出して、**他の免疫細胞の働きを活性化する司令塔のような役割を果たします**。ヘルパーT細胞には1型と2型があり、この2つの均衡が取れていれば体は健康な状態を維持できますが、食生活の乱れやストレスなどで、どちらかが優位になってバランスが崩れると、さまざまなリスクが高くなります（p.56図参照）。

この均衡維持に役立つのが、発酵あずきのような発酵食です。それは免疫をコントロールするリンパ球は、その6〜7割が腸内に集中していて、**腸の働きが免疫力に大きな影響を及ぼしているから**。悪玉菌を減らして善玉菌を増やす発酵食は健康に欠かせない食材なのです。

❖ ヘルパーT細胞内の均衡を保つ発酵食

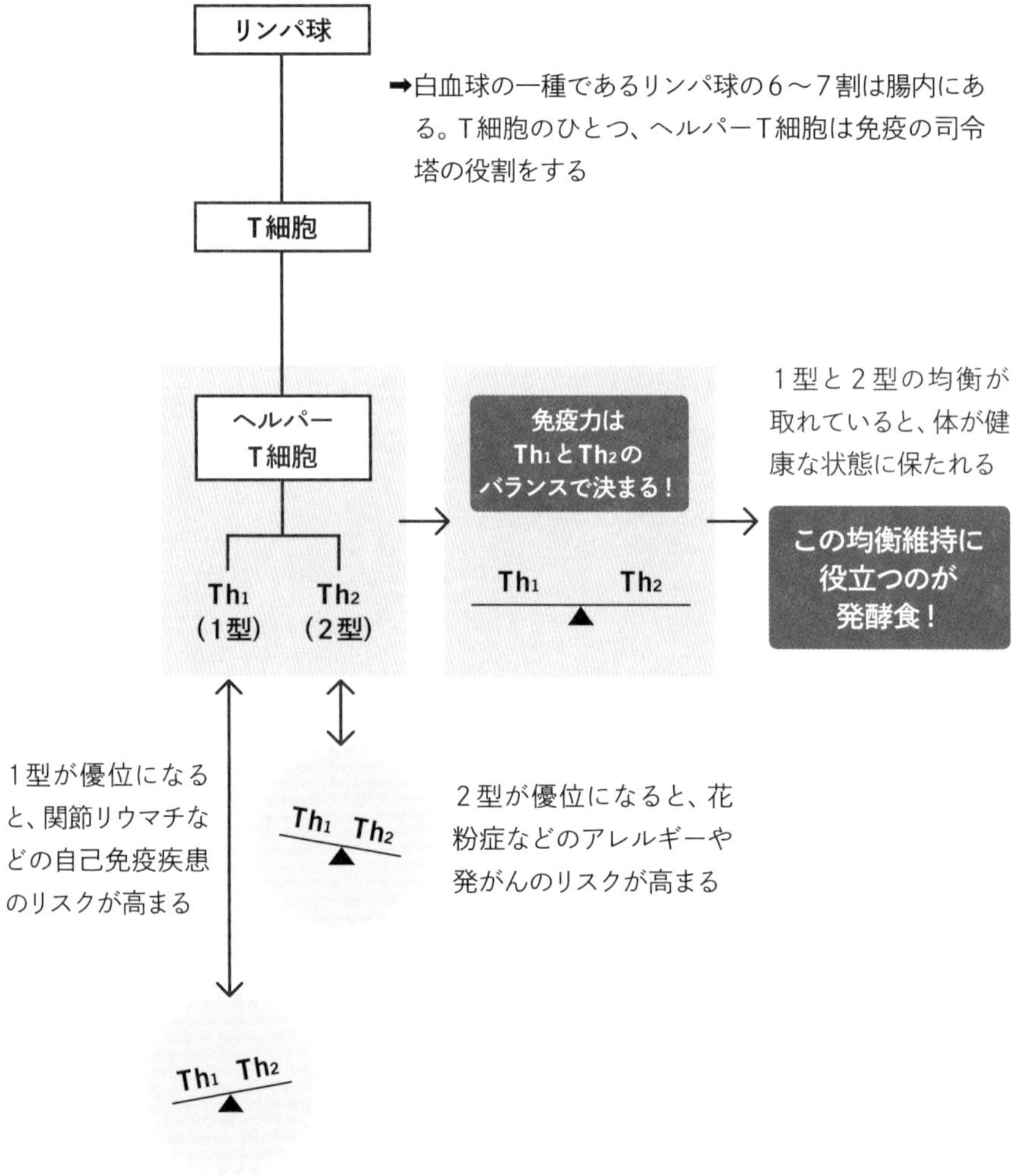

リンパ球
➡白血球の一種であるリンパ球の6～7割は腸内にある。T細胞のひとつ、ヘルパーT細胞は免疫の司令塔の役割をする
T細胞
ヘルパーT細胞
Th1（1型）
Th2（2型）
免疫力はTh1とTh2のバランスで決まる！
Th1 Th2
1型と2型の均衡が取れていると、体が健康な状態に保たれる
この均衡維持に役立つのが発酵食！
1型が優位になると、関節リウマチなどの自己免疫疾患のリスクが高まる
Th1 Th2
2型が優位になると、花粉症などのアレルギーや発がんのリスクが高まる
Th1 Th2

『腸を元気にしたいなら発酵食を食べなさい』白澤卓二著（河出書房新社）より

Part

2

ゆであずき&発酵あずきの おかずとおやつ

ゆであずき、発酵あずきを
それぞれを使った、主食、主菜、
副菜などのおかずから、ささっと作れる
おやつまでを紹介します

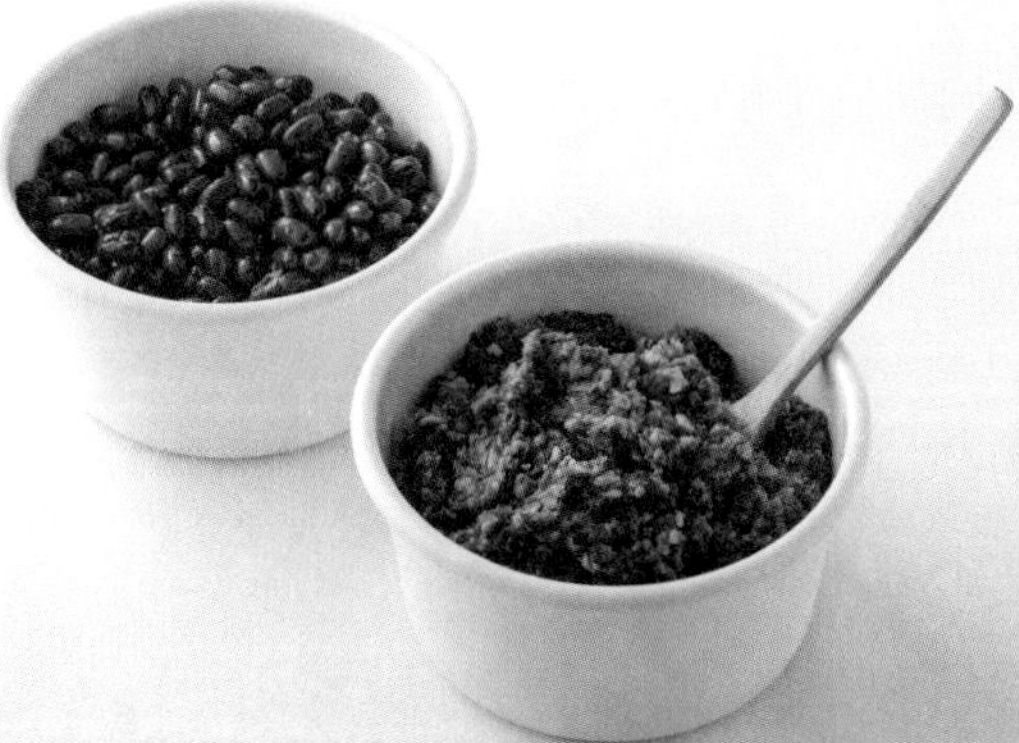

赤飯

玄米で作る赤飯だからよりヘルシー。あずき茶で炊きます

❖ 材料（4人分）

ゆであずき（p.8参照）…………110g
玄米……………………………………1合
うるち米……………………………2合
A
　あずき茶（p.8参照）………430mℓ
　酒…………………………大さじ1
　塩…………………………小さじ1
黒ごま……………………………適量
塩…………………………………適量

❖ 作り方

① 玄米は洗って2時間浸水させる。別のボウルでうるち米を洗って30分浸水させる。それぞれ水気をきる。

② 炊飯釜に①と**A**を入れ、米の表面にゆであずきを広げ入れる。

③ 炊飯器の通常モードで炊飯する。

④ 炊き上がったら、しゃもじで底から全体をさっくりと混ぜ、器に盛り、好みで黒ごまと塩をふる。

アレンジ

栗入り赤飯のおにぎり

**冷めてもおいしい！ 食後の
血糖値上昇を緩やかにする食べ方**

❖ 材料（4個分）

赤飯………上記でき上がり量の1/3
栗の甘露煮…………………………2個
→ 縦半分に切る

❖ 作り方

赤飯を4等分にして丸いおにぎりを作り、中央に栗の甘露煮1/2個をそれぞれのせる。

ポイント

あずき茶で炊く簡単赤飯。玄米を加えることで、白米のみよりもレジスタントスターチが多くなり、ビタミンB_1もグンとアップ。玄米の風味が加わり、冷めてもおいしいので、おにぎりでもぜひ試して。

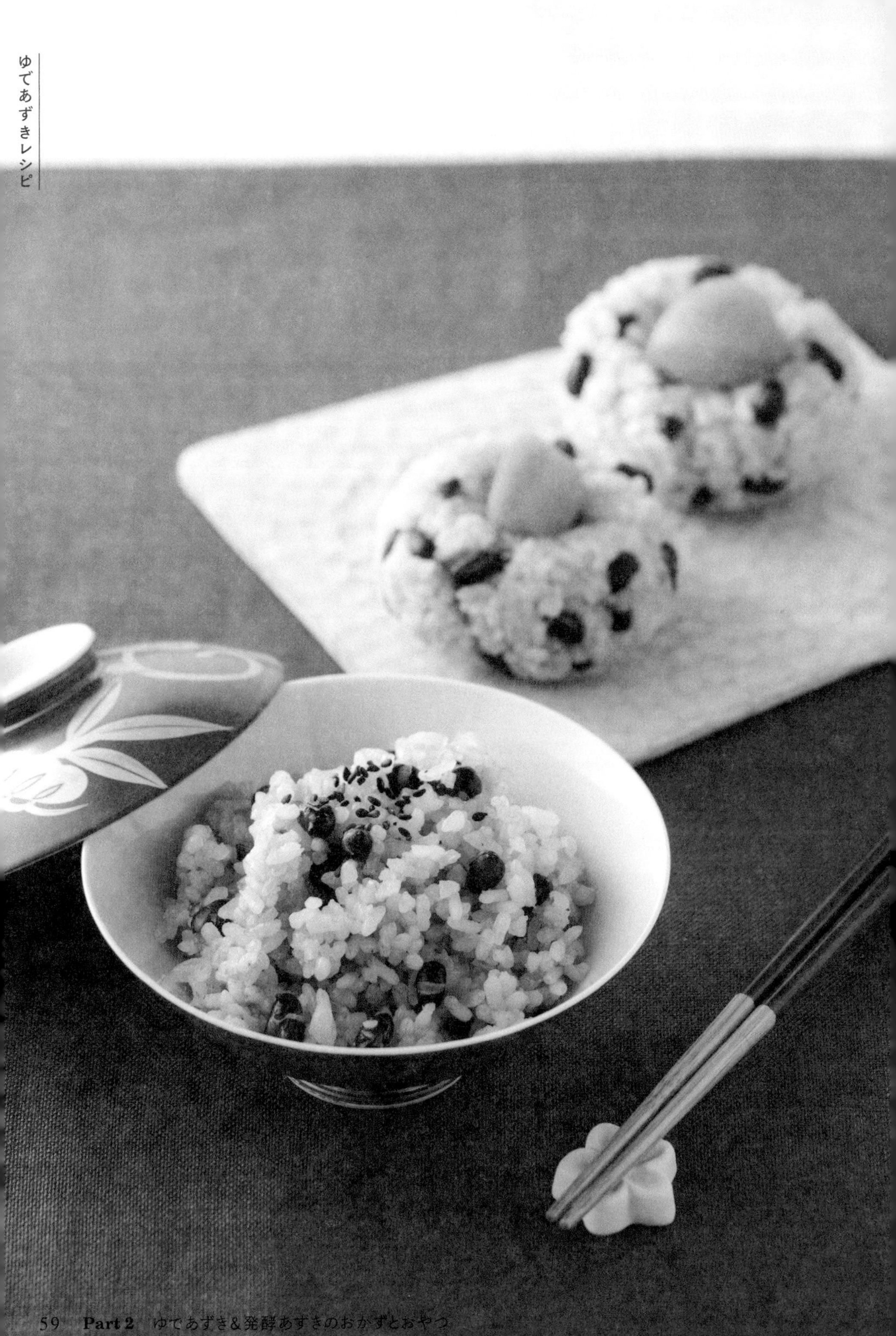

あずき入りオムライス

あずきとご飯は好相性だから、洋風おかずにもピッタリ!

❖ 材料(2人分)

ゆであずき(作り方p.8)………70g
ご飯…………茶碗2杯分(300g)
鶏もも肉……………… 1/3枚(80g)
→ 1.5㎝角に切る
玉ねぎ…………………1/4個(50g)
→ みじん切り
卵…………………………………4個
牛乳…………………………大さじ2
塩・こしょう ………………… 各適量
バター ………………………大さじ2
ケチャップ………………大さじ4
サラダ油 ……………………… 適量
【仕上げ用】
ゆであずき(作り方p.8)………数粒
パセリ ………………………… 適量
ケチャップ…………………… 適量

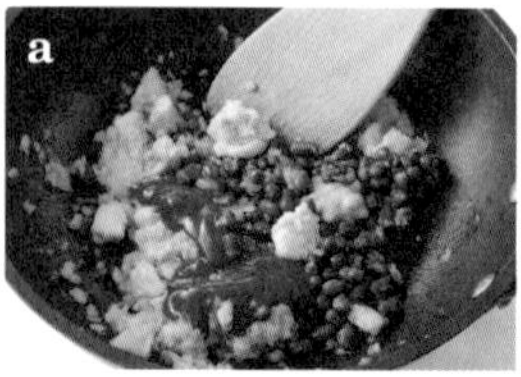

ゆであずきはご飯を加える前の段階で入れる。

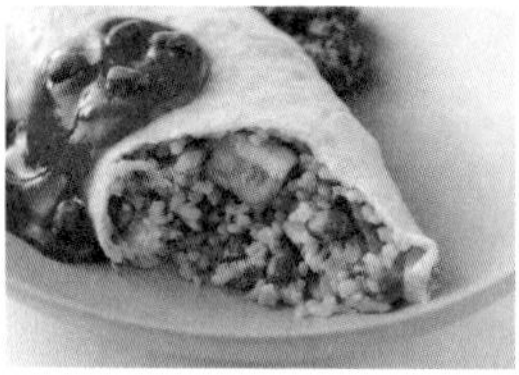

オムライスを割ったところ。

❖ 作り方

① **チキンライスを作る** | 鶏肉は塩・こしょう少々をふる。フライパンにサラダ油を入れて熱し、鶏肉を加えて炒め、焼き色がついたら、バター大さじ1と玉ねぎを加えてしんなりするまで炒める。

② ゆであずきとケチャップを加えて全体を混ぜ合わせたら(**a**)、ご飯を加えて混ぜる。全体にケチャップがなじんだら塩・こしょうで味を調え、火を止める。フライパンから取り出し、2等分する。

③ **オムライスを仕上げる** | ボウルに、1人分につき、卵2個をよくほぐし、塩・こしょう各少々と牛乳大さじ1を加えて混ぜる。

④ フライパンにバター大さじ1/2を熱し、③を一気に流し入れて全体をさっと混ぜ、半熟状態になったら、②の半量を中央にのせ、両端からヘラで折り曲げる。

⑤ フライパンの片側に寄せ、皿に返して盛りつける。ケチャップ少々をかけ、ゆであずき数粒とパセリを飾る。もう一つも同様に作る。

ポイント

ゆであずきのほっくりとした食感はお米と好相性。冷めてもおいしくいただけるから、レジスタントスターチが摂れ、血糖値対策にも。

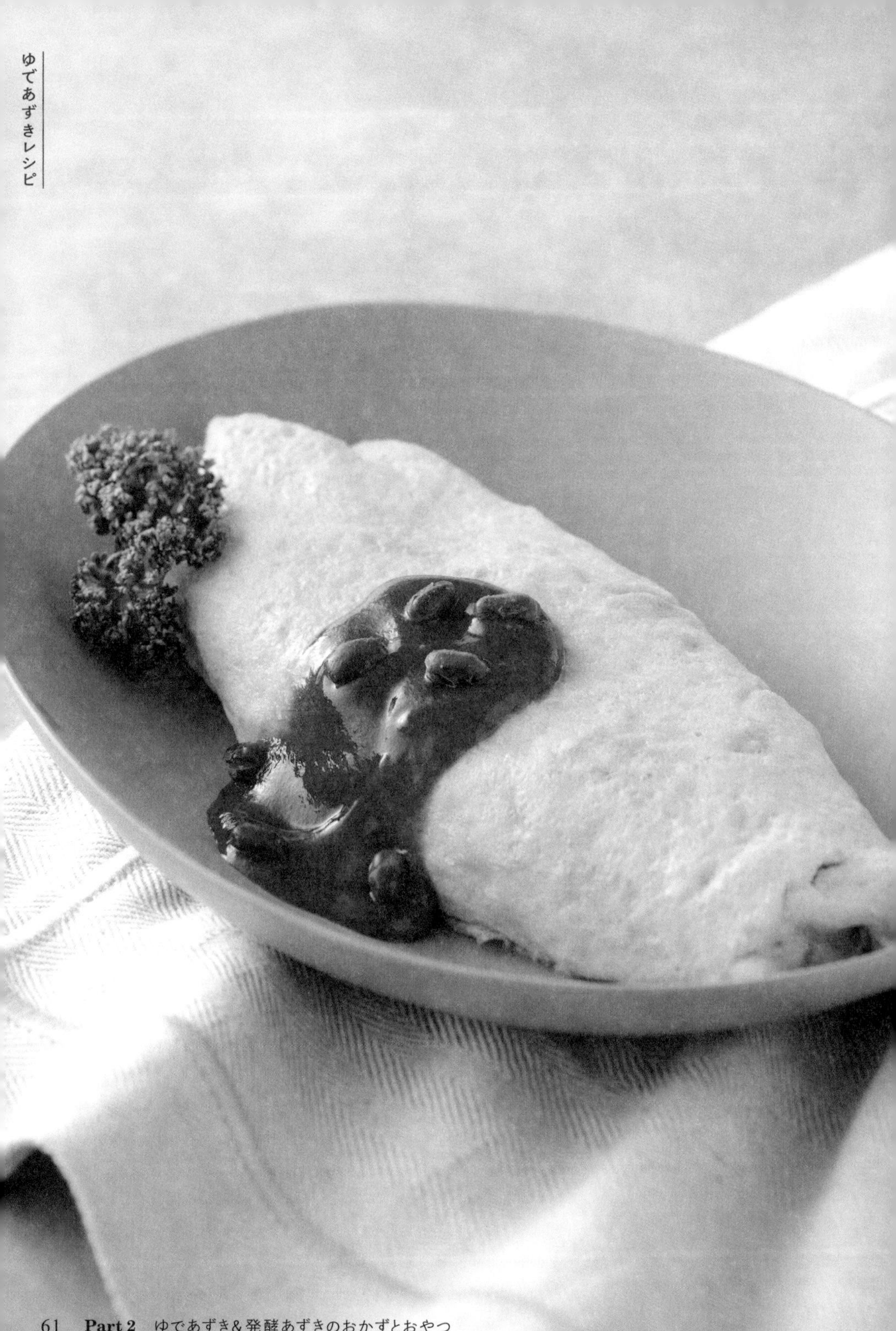

あずきと大葉のジェノベーゼ風パスタ

ゆであずきをソースにたっぷり絡めていただきます

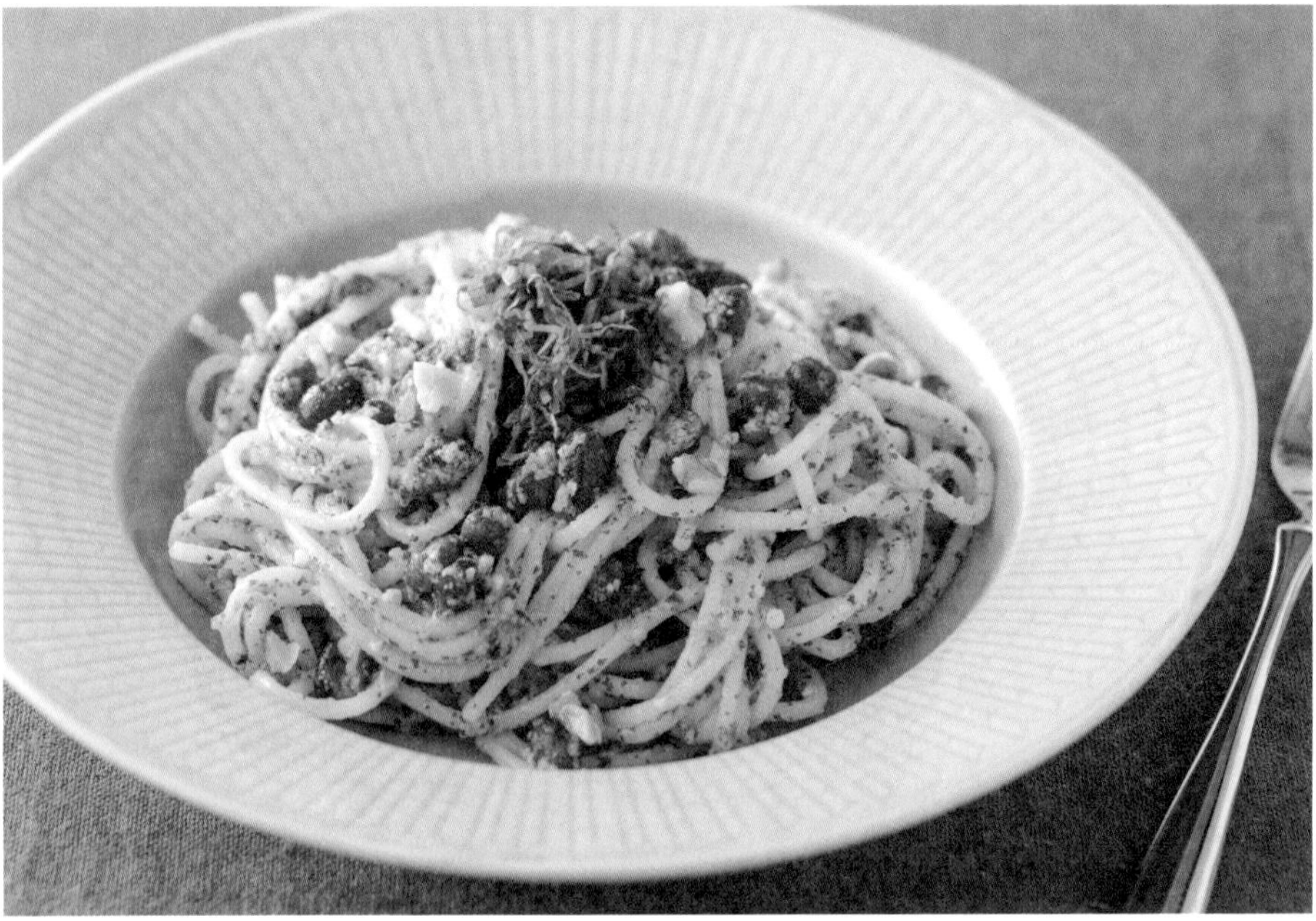

❖ 材料（2人分）

ゆであずき（作り方p.8）…………100g
好みのパスタ……………………200g
【ジェノベーゼソース】
大葉……………………………30枚
→ 2枚は千切り（仕上げ用）、残りはちぎる

A	にんにく………………………1片 → 粗みじん切り くるみ・カシューナッツ……各15g 粉チーズ……………………大さじ2 塩……………………………小さじ1/2 こしょう………………………適量 オリーブ油……………1/2カップ

くるみ（仕上げ用）……………2～3個
→ 粗く刻む

❖ 作り方

① **ジェノベーゼソースを作る** ｜ くるみ、カシューナッツはフライパンで軽くいる。ミキサーにちぎった大葉と**A**を入れて、なめらかになるまでミキサーにかける。

② パスタを袋の表示通りにゆでる。水気をきり、ゆであずきと①を混ぜてパスタと和える。器に盛り、仕上げ用の大葉の千切りとくるみをのせる。

ポイント

大葉で作るジェノベーゼ。青紫蘇に含まれるβカロテンはオイルやナッツ類と好相性で吸収率が高まります。ソースは、パスタ以外にもサラダやパンなどにつけても。

白身魚の蒸し焼き　あずきソース

淡泊な味の白身魚にあずきソースがアクセントに！

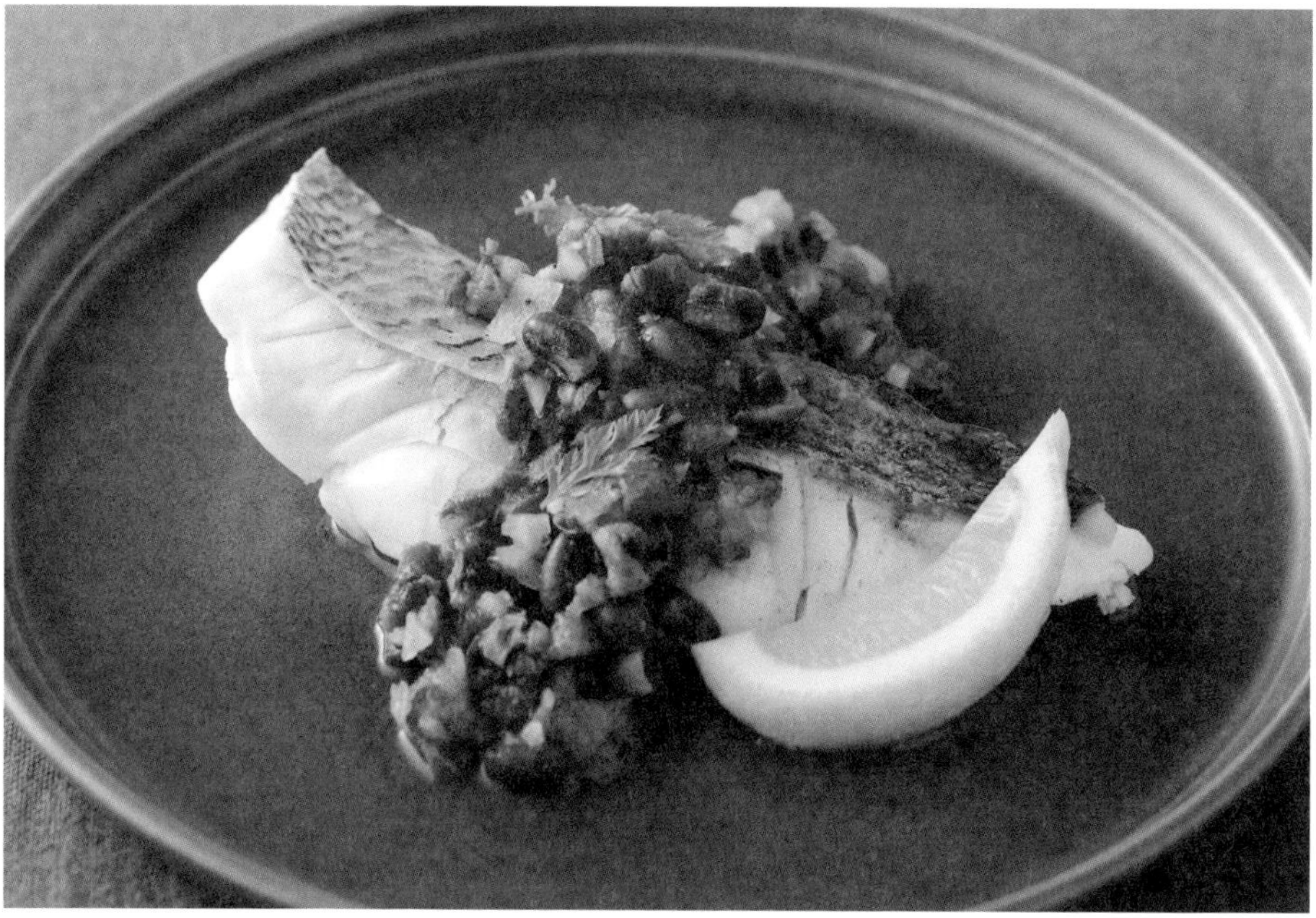

❖ 材料（2人分）

白身魚（真鯛、すずき、たらなど）…… 2切れ
塩・こしょう …… 各適量
白ワイン …… 小さじ2
ゆであずき（作り方p.8）…… 70g
トマト …… 1個
→ 5㎜角に切る

A
にんにく …… 1/2片
玉ねぎ …… 1/8個（25g）
バジルの葉 …… 4枚
→ すべてみじん切り

レモン・チャービル …… 各適量

❖ 作り方

① トマトと**A**のすべての材料を混ぜ合わせ、5分おく。

② 白身魚は塩・こしょうをふる。フライパンに白身魚を入れ、白ワインをかけたら、蓋をして3～4分蒸し焼きにして火を止める。そのまま1～2分おいて余熱で火を通し、取り出す。

③ 同じフライパンにゆであずき、①を入れてさっと炒め、塩・こしょうで味を調える。

④ 器に②を盛り、③をかけ、レモンとチャービルを添える。

肉豆腐

仕上げの煮汁がポイント！ うまみを吸ったあずきでおいしさアップ！

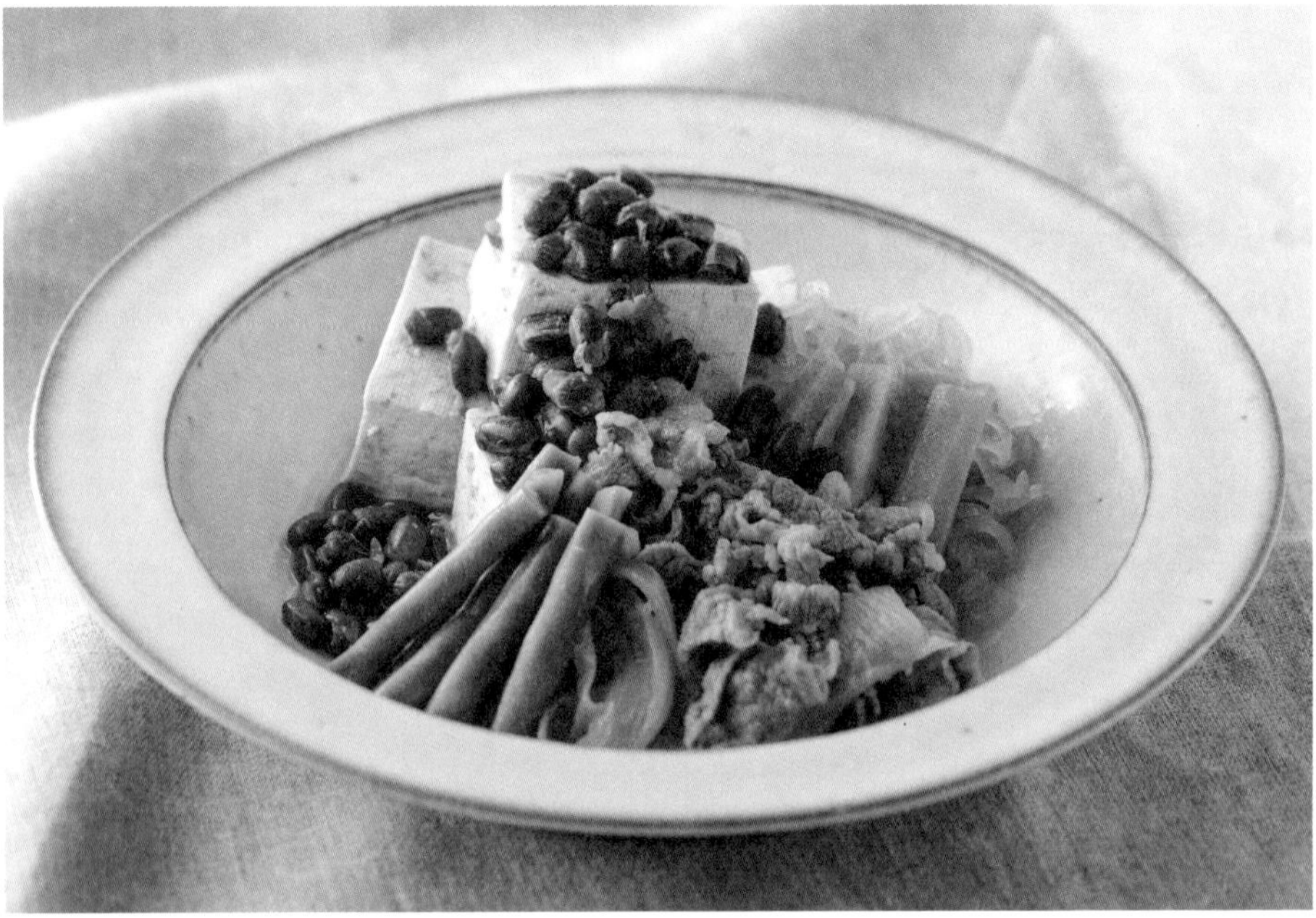

❖ 材料（2人分）

ゆであずき（作り方p.8）……………… 50g
木綿豆腐……………………2/3丁（200g）
→ 4等分に切る
牛薄切り肉……………………………80g
→ 一口大に切る
玉ねぎ……………………………1/4個（50g）
→ 細切り
にんじん……………………1/4本（30g）
→ 長さ3〜4㎝、幅1㎝の短冊切り
しらたき………………………………30g
→ 食べやすい長さに切る

A
だし汁……………………1/2カップ
砂糖・しょうゆ…………各小さじ2
酒……………………………小さじ1
塩……………………………ひとつまみ

さやいんげん………………………4本
→ 筋を取ってゆで、3〜4㎝長さに切る

❖ 作り方

① 鍋に**A**と木綿豆腐、牛肉、玉ねぎ、にんじん、しらたきを入れて蓋をして煮立てる。煮立ったらアクを取り、豆腐を上下に返して弱火でさらに8〜10分煮る。

② 煮汁を残して①を器に盛る。煮汁にゆであずきを加えて、半量になるまで5分ほど煮詰めたら、具材の上にかけ、さやいんげんをのせる。

あずきとさつまいも、小松菜の白和え

冷えてもおいしい。レジスタントスターチたっぷりの和えもの

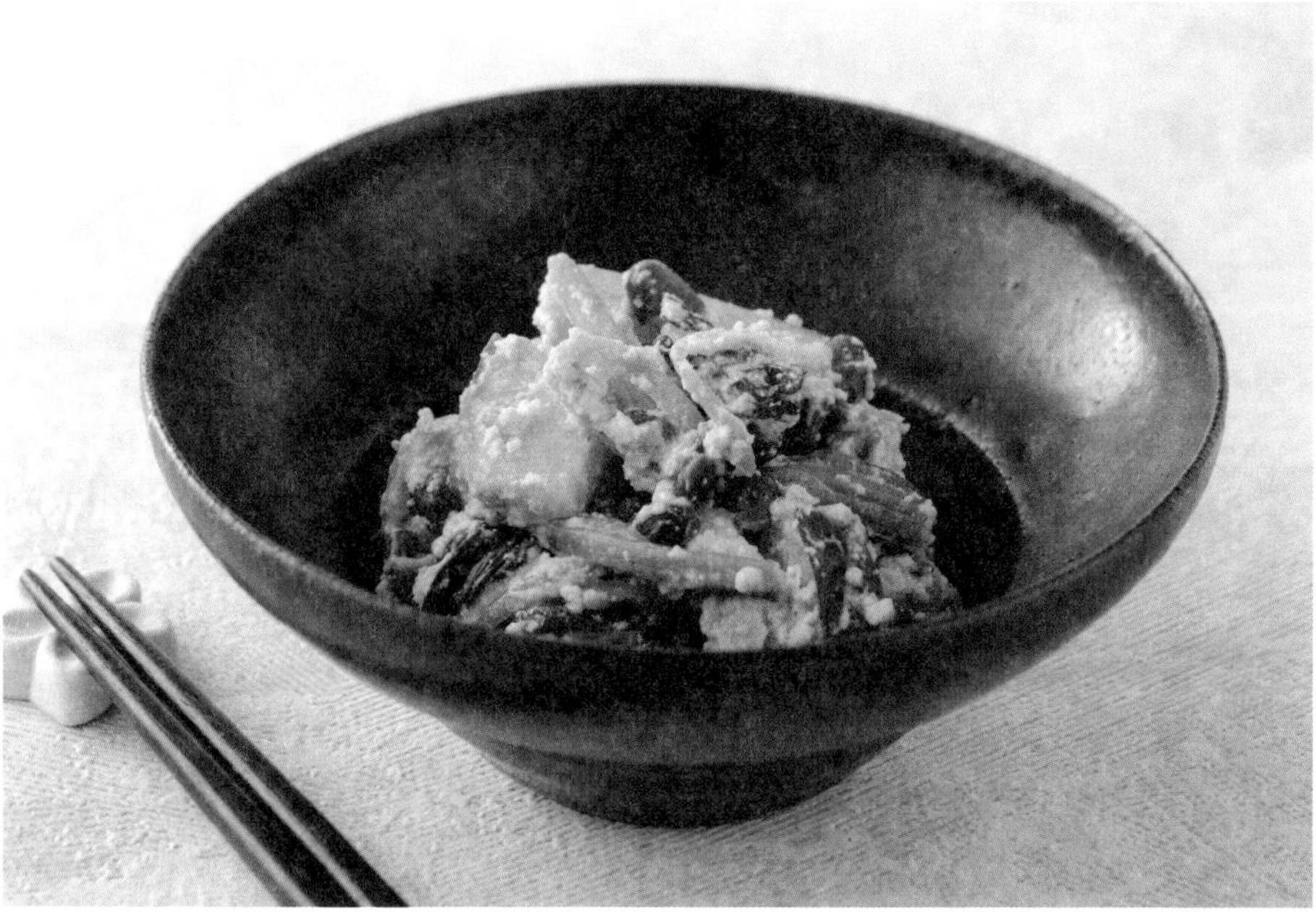

❖ 材料（2人分）

ゆであずき（作り方p.8）………… 40g
木綿豆腐………………… 1/5丁（60g）
さつまいも ……………… 1/4本（45g）
→ 皮付きのまま1㎝角に切る
にんじん ………………… 1/6本（20g）
→ 3㎝長さの細切り
小松菜………………………… 小1株

A
だし汁・白すりごま・砂糖 ……………………… 各小さじ1
しょうゆ…………………… 小さじ2/3
みそ・みりん ……… 各小さじ1/2
塩………………………………… 少々

❖ 作り方

① さつまいもとにんじんはそれぞれゆでる。小松菜はさっとゆでて水に取り、水気をよく絞って3㎝長さに切る。

② 木綿豆腐は耐熱皿にのせてラップなしで600Wの電子レンジに3分半かけ、水気をよく拭き取る。熱いうちに潰して**A**とよく混ぜる。

③ ②にゆであずきと①を加えて和える。

ポイント

あずき、大豆とダブルの豆パワーに、レジスタントスターチの多いさつまいもをプラス。理想の腸活メニュー。

ポテ・かぼちゃサラダ

ポテサラにあずき、かぼちゃをプラス。腸活にも◎

❖ 材料（2人分）

ゆであずき（作り方p.8）……60g
じゃがいも……1個（100g）
かぼちゃ……1/16個（約75g）
にんじん……1/6本（20g）
→薄めのいちょう切り
きゅうり……1/3本
→薄切り
A
マヨネーズ……大さじ2
酢……大さじ1/2
塩・こしょう……各適量
砂糖……小さじ1

❖ 作り方

① じゃがいもは洗ったら皮付きのままラップに包み、600Wの電子レンジで3分加熱する。粗熱が取れたら、皮をむいて潰す。

② かぼちゃは種とわたを取り除き、ラップに包んで600Wの電子レンジで3分加熱する。粗熱が取れたら、1.5〜2㎝角に切る。

③ にんじんは耐熱容器に水少々(分量外）とともに入れ、ラップをかけて600Wの電子レンジで1分加熱する。

④ ①にゆであずき、②、③ときゅうりを加え、**A**を加えて全体に絡むように混ぜる。

アレンジ

コロッケ

衣をつけて揚げるだけで豪華な一品の完成！

❖ 材料（4個分）

ポテ・かぼちゃサラダ…上記全量
小麦粉・卵・パン粉……各適量
サラダ菜……適量

❖ 作り方

① ポテ・かぼちゃサラダは4等分にして小判形に整える。小麦粉、溶き卵、パン粉の順につける。

② 170℃に熱した油で、3分ほど色よく揚げる。器に盛り、サラダ菜を添える。

ポイント

あずき、じゃがいも、かぼちゃとレジスタントスターチたっぷりのサラダ。コロッケの具材としても絶品！　倍量を作ってアレンジも楽しんで。

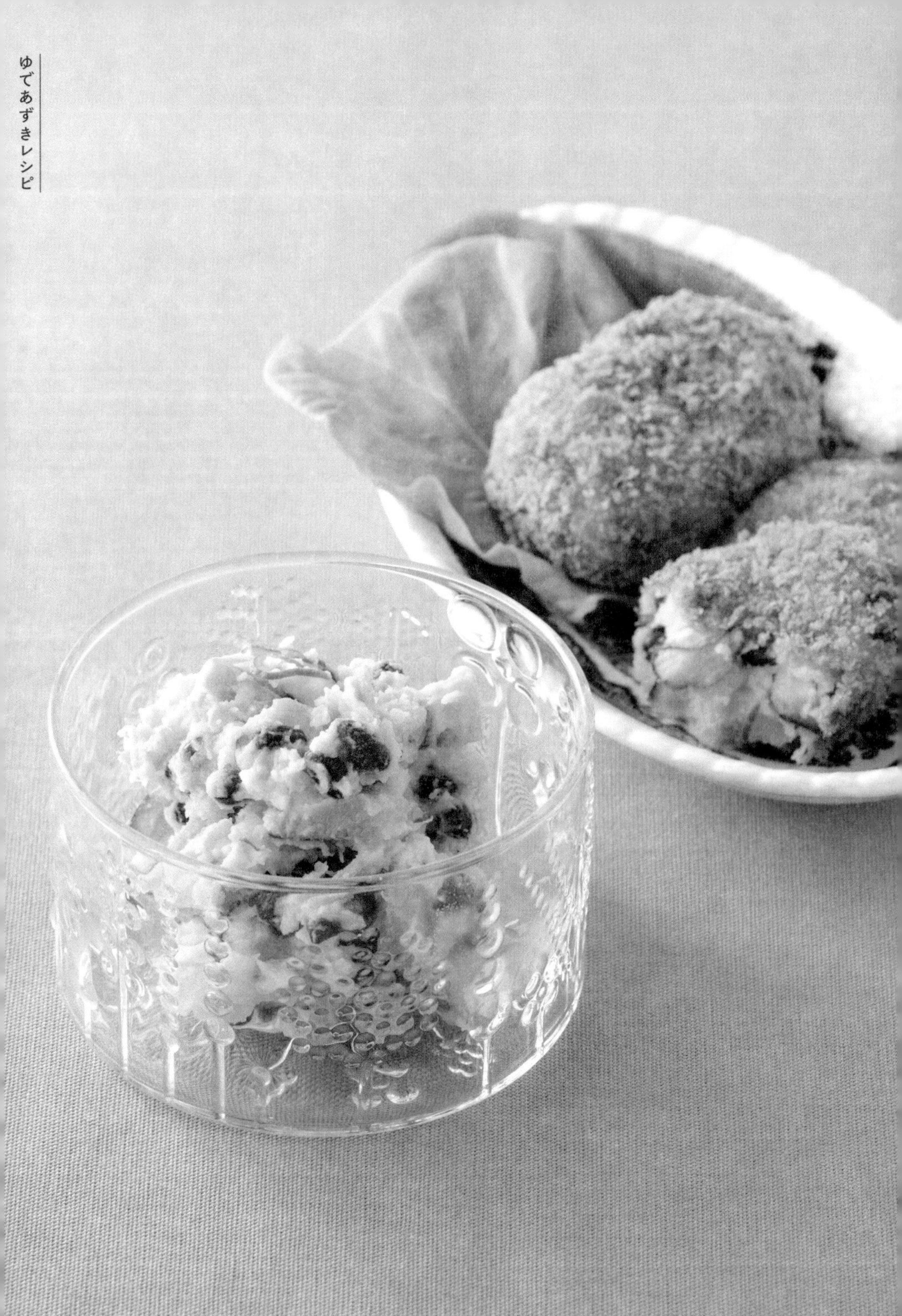

デリサラダ

栄養満点！ 究極のベジタリアンサラダ

❖ 材料（2人分）

ゆであずき(作り方p.8)……… 40g
フリルレタス………………… 80g
→ 食べやすいサイズにちぎる
ベビーリーフ………………… 40g
カリフラワー………… 1/8個(60g)
→ 小房に分ける
オクラ…………………………２本
紫キャベツ…………………… 40g
→ 千切り
ミニトマト……………………５個
→ 半分に切る
アボカド……………………… 1個
→ ５㎜厚さの薄切り
オレンジ………………………６房
→ 房出しして斜め半分に切る
アーモンド…………………… 10g
→ 粗みじん切り

A
白ワインビネガー……大さじ1
塩…………………………小さじ1/4
オリーブ油…………大さじ2
こしょう……………………少々
→ すべての材料をよく混ぜる

❖ 作り方

① フリルレタスはベビーリーフと混ぜる。カリフラワーはゆで、細かく切る。オクラはガクの硬い部分を取り、塩ゆでして冷水に浸けて色止めし、縦半分に切る。

② 器に①、紫キャベツ、ミニトマト、アボカド、オレンジ、ゆであずきを盛り、アーモンドを散らし、**A**をかける。

ポイント

あずきを加えることで良質の植物性タンパク質も補えます。

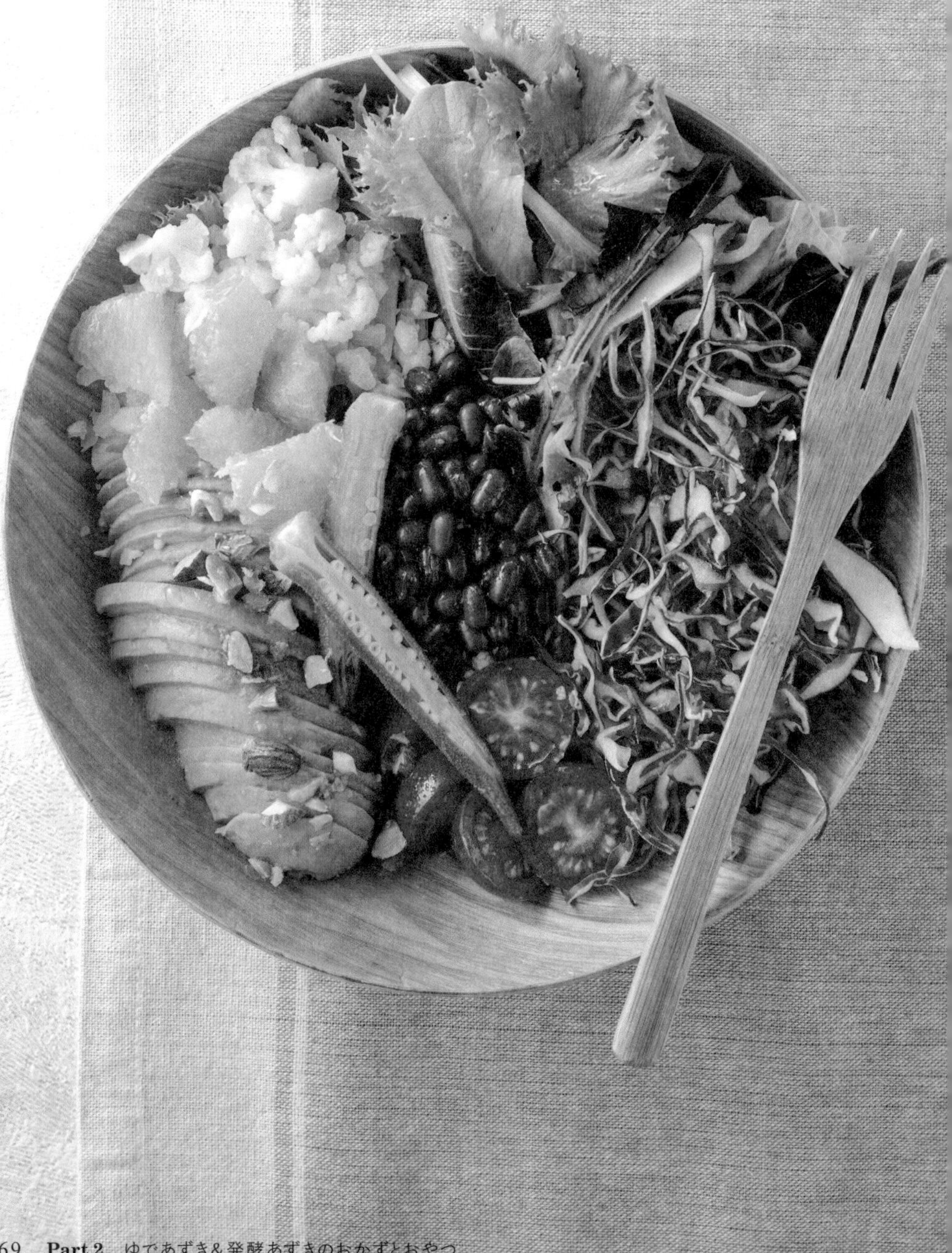

あずきとじゃがいものカレースープ

ゆであずきとじゃがいもの食感を活かした食べるスープ。温冷どちらでも◎

❖ 材料（2人分）

ゆであずき（作り方p.8）………40g
じゃがいも……………3個（300g）
→ 一口大に切る
玉ねぎ…………………1/2個（100g）
→ みじん切り
バター………………………小さじ1
水……………………1と1/2カップ
A 牛乳……………………1カップ
A 固形ビーフコンソメ………1個
A カレー粉…………小さじ2弱
粉チーズ……………………大さじ1
塩・こしょう………………各適量
パセリのみじん切り…………適量

❖ 作り方

① 鍋にバターを溶かし、玉ねぎを入れてしんなりするまで炒める。

② ①に水とじゃがいもを加え、蓋をして、じゃがいもが柔らかくなるまで煮る。火を止め、マッシャーやスプーンなどで粒感が残る程度にじゃがいもを潰す。

③ **A**を加えて沸騰直前まで温め、粉チーズを入れてさっと混ぜ、塩・こしょうで味を調える。

④ 器に盛り、ゆであずきをのせ、パセリを散らす。

ポイント

カレーの辛さが気になる場合はカレー粉を少し減らして、粉チーズを増やすとマイルドに。

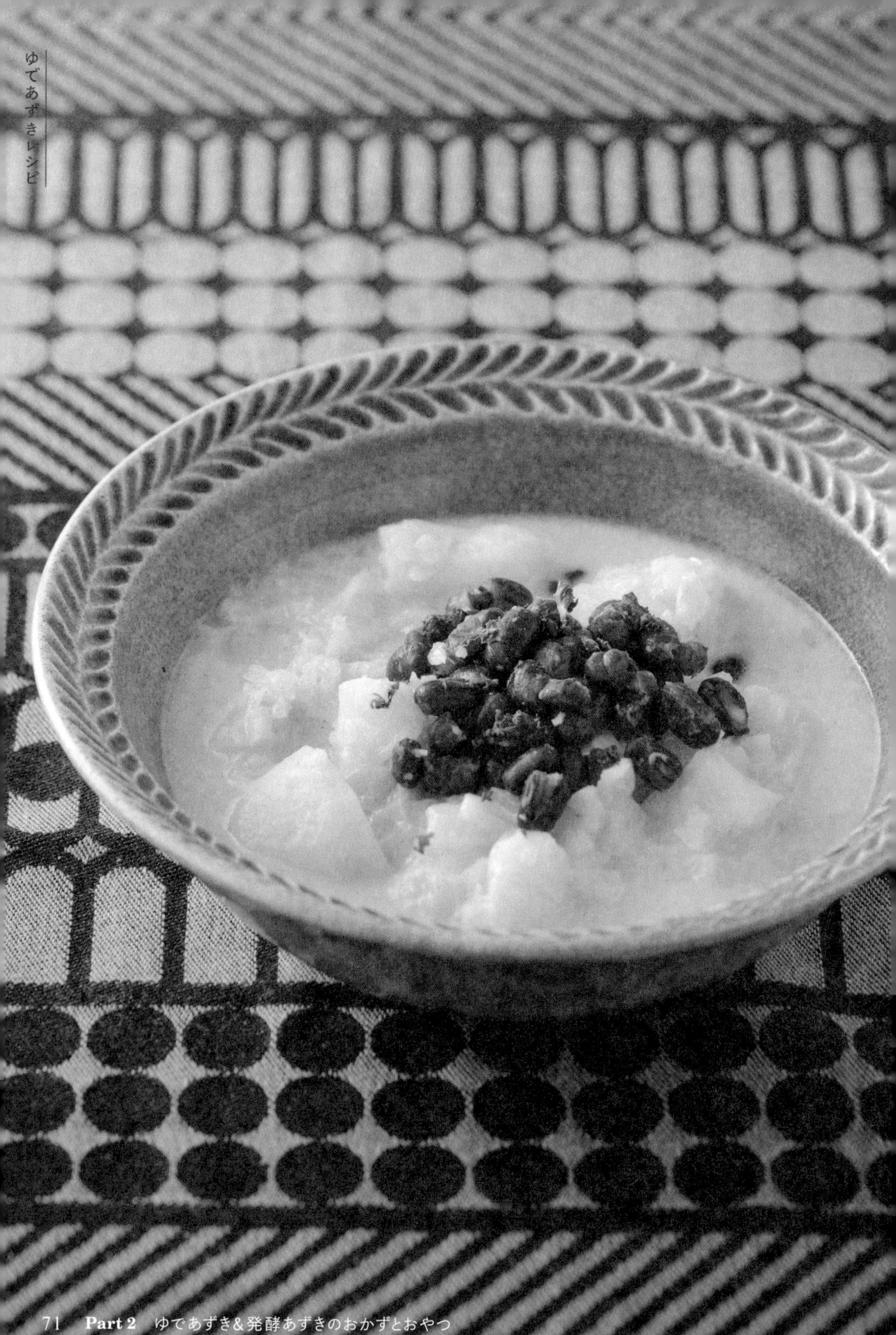

豆花《トウファ》

スパイスの効いたシロップ漬けあずきをかけていただきます

❖ 材料（2人分）

豆乳（成分無調整）………… 1と1/2カップ
粉寒天 ………………………………… 1g
A
あずきのしょうがシロップ漬けの
　あずき（作り方下記）………… 50g
あずきのしょうがシロップ漬けの
　シロップ …………… 1/2カップ〜
水 ……………………………… 大さじ2
→ すべての材料を軽く混ぜ合わせる
クコの実 ………………………… 適量

❖ 作り方

① 鍋に豆乳、粉寒天を入れ、よく混ぜてから火にかけ、沸騰したら弱火にして2分煮る。

② 粗熱を取り、容器に入れ、冷蔵庫で冷やし固める。

③ ②を器に入れ、混ぜ合わせた**A**を注ぎ、あずきのしょうがシロップ漬けのしょうが数枚（分量外）とクコの実をのせる。

あずきのしょうがシロップ漬け

ダブル漢方食材をスパイスで煮込みます

❖ 材料（作りやすい分量）

ゆであずき（作り方p.8）………… 150g
しょうが ………………………… 100g
→ 皮付きのまま1〜2㎜の薄切り
砂糖 ……………………………… 100g
水 ………………………… 3/4カップ
A
シナモンスティック ………… 1本
クローブ（ホール）……………… 3粒
八角 ……………………………… 1個
レモン果汁 ……………………… 1/2個分

ポイント

豆花にかける以外にも、ヨーグルトのトッピングとして、凍らせて半解凍すればシャーベットに。シロップは炭酸水で割るとジンジャーエールに。

❖ 作り方

① ボウルにしょうがと砂糖を入れて、よく混ぜ合わせたら、2時間ほどおき、しょうがのエキスを出す（砂糖は完全に溶けなくてもOK）。

② 鍋に①、水、**A**を入れて、一度沸騰させたら、弱火にして20分煮込む。ゆであずきを加えて再度沸騰直前まで温める。

③ 火を止めてレモン果汁を加えて混ぜる。

④ 粗熱が取れたら保存瓶に入れ、冷蔵庫で保存する。

冷蔵庫で5日間保存可能。

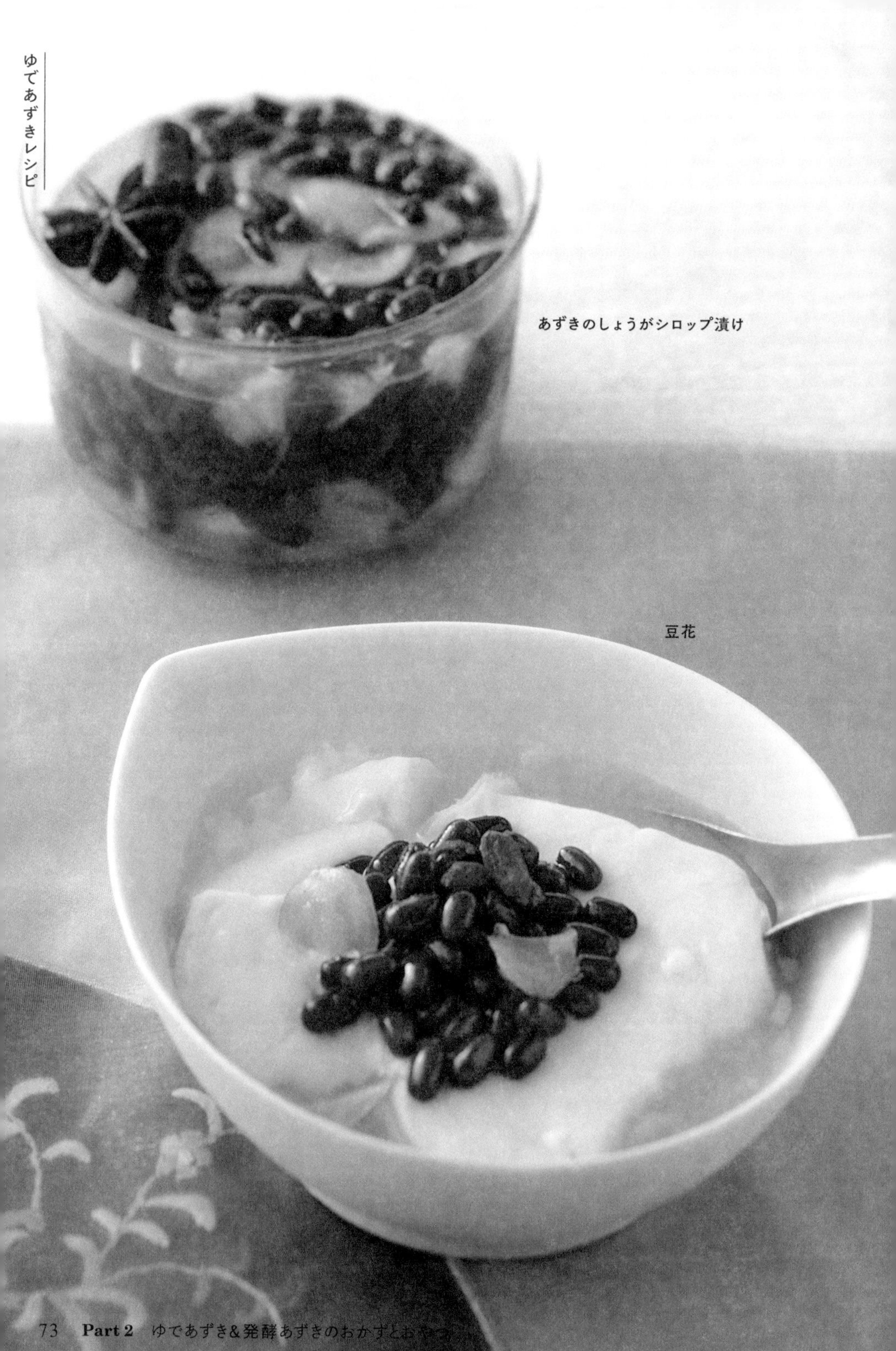

あずきのしょうがシロップ漬け

豆花

発酵あずき入りパエリア

長粒米で作るから、レジスタントスターチたっぷりのご馳走飯

❖ 材料（4人分・直径28cmパエリア鍋使用）

発酵あずき（作り方p.10）……150g
タイ米などの長粒米……2合
鶏もも肉……2/3枚（160g）
→ 一口大に切る
エビ（殻付き）……4尾
→ 背わたを取る
あさり（殻付き・砂抜きしたもの）
……150g
A
にんにく……2片
玉ねぎ……1/2個（100g）
→ 共にみじん切り
ミニトマト……4個
→ 縦半分に切る
白ワイン……1/2カップ
サフラン……12〜15本
水……340mℓ
固形チキンコンソメ……1個
塩・こしょう……各適量
オリーブ油……大さじ6
レモン……適量
→ くし形切り
パセリ……適量

❖ 作り方

① 鶏肉は塩・こしょうをふる。サフランは刻んで水に浸けて色を出し、固形チキンコンソメと合わせる。

② フライパンにオリーブ油大さじ2を熱し、エビとあさりを入れて軽く炒め、白ワインを加えて蒸し煮にする。あさりの殻が開いたら、ザルに上げて具と煮汁に分け、煮汁は①のサフランを浸けた水と合わせる。

③ 同じフライパンにオリーブ油大さじ4と**A**を入れて弱火にかける。香りが出たら、中火にし、鶏肉を加えてさらに炒める。米を洗わずそのまま加え、2分ほどしっかり炒め、②のサフランを浸けた汁を注ぎ入れる。

④ 煮立ったら、発酵あずき、ミニトマトをのせ（**a**）、アルミホイルで蓋をして（**b**）、弱火で13分ほど炊き、強火にして1分、余分な水分をとばして火を止める。②のエビとあさりをのせ、蓋をして10分蒸らし、レモンを添え、パセリを散らす。

a

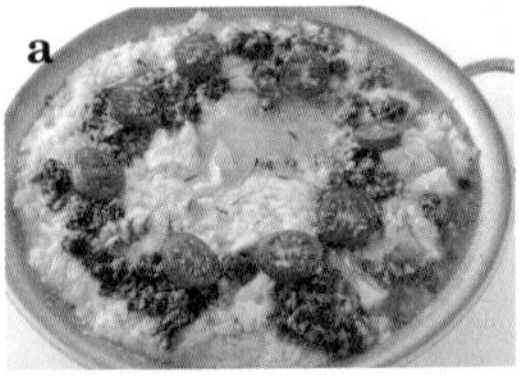

発酵あずきを加えることでうまみもアップする。

b

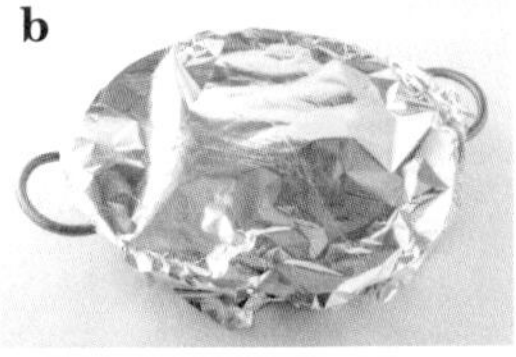

蓋代わりにアルミホイルでカバーする。

ポイント

魚介の風味に発酵あずきのうまみがプラスされ、風味がぐんとアップ。

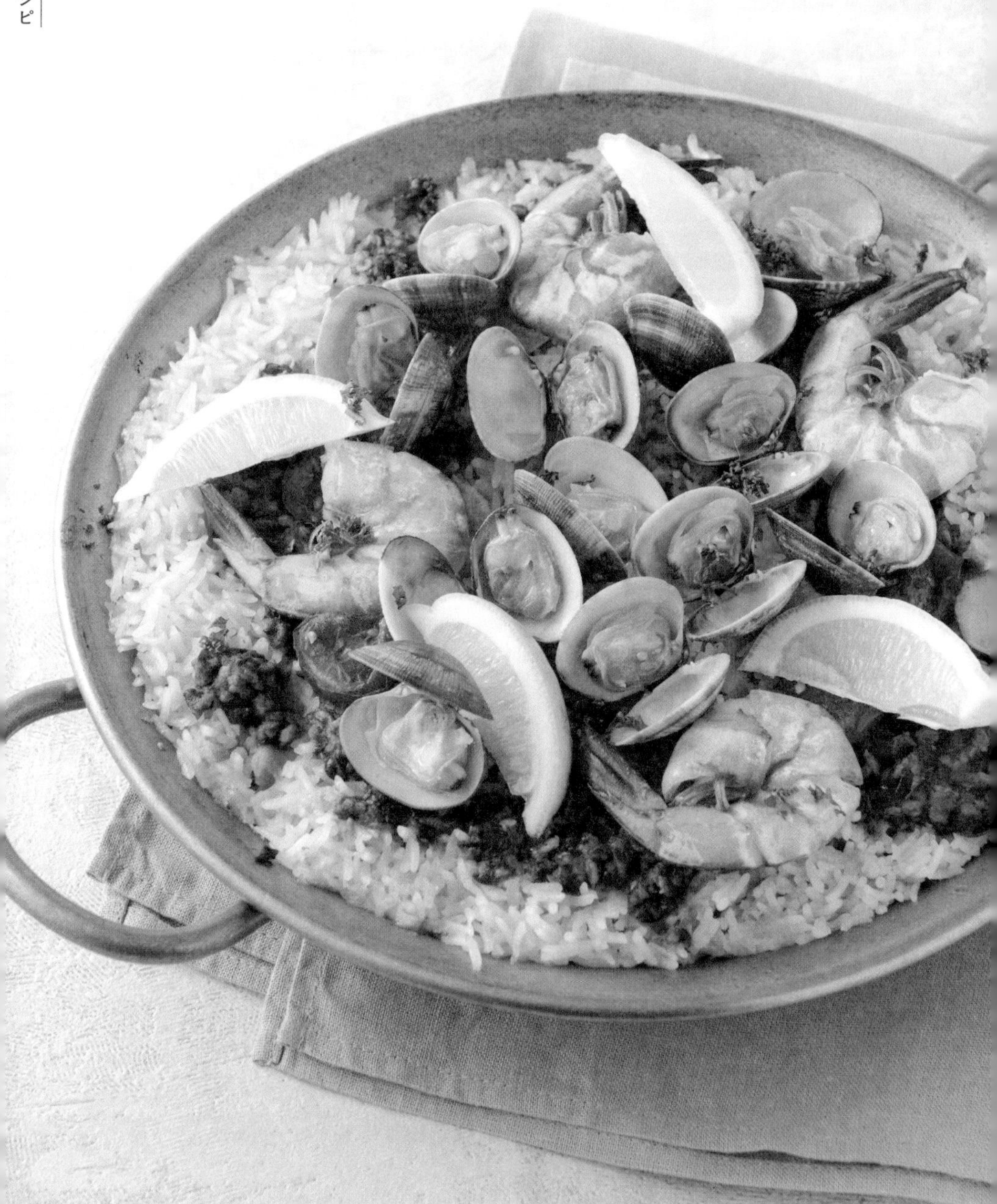

発酵あずきと鶏ごぼうの甘辛混ぜご飯

炊き上がりのご飯に混ぜるだけ

❖ 材料（4人分）

発酵あずき（作り方p.10）……80g
ご飯（炊き上がったもの）……2合
鶏もも肉……1枚（250g）
→ 1.5～2㎝角に切る
A 酒……大さじ1
A しょうゆ……大さじ1/2
ごぼう……1/2本（70g）
→ 皮ごとたわしでよく洗い、ささがきにする
B 酒……小さじ2
B みりん・砂糖……各小さじ1
B しょうゆ……大さじ1と1/2
B 塩・こしょう……各少々
ごま油……小さじ2
三つ葉……適量
→ 1㎝長さに切る

❖ 作り方

① 鶏肉は**A**に浸けて15分おく。ごぼうはささがきにしたら水に5分浸し、水気をきる。

② フライパンにごま油を熱し、鶏肉を炒め、肉全体の色が変わったらごぼうを加えて全体に火が通るまで炒める。

③ **B**を加えてしっかりと味が染み込むように炒めたら、発酵あずきを加え、全体になじませ火を止める。

④ ご飯に③を混ぜ、器に盛り、三つ葉をのせる。

ポイント

発酵あずきの酵素を活かすために、ご飯の炊き上がりに具材を混ぜるのがコツ。冷めてもおいしいので、だし茶漬けにすればレジスタントスターチが摂取できて血糖値対策に。

アレンジ

だし茶漬け

冷めたご飯にかけていただきます

❖ 材料（2人分）

発酵あずきと鶏ごぼうの甘辛混ぜご飯（作り方上記）……お茶碗2杯弱（約300g）
だし汁……1と1/2カップ
しょうがのすりおろし……1片
万能ねぎ……適量
→ 小口切り

❖ 作り方

お茶碗に混ぜご飯を入れ、温めただし汁を注ぎ、しょうがと万能ねぎをのせる。

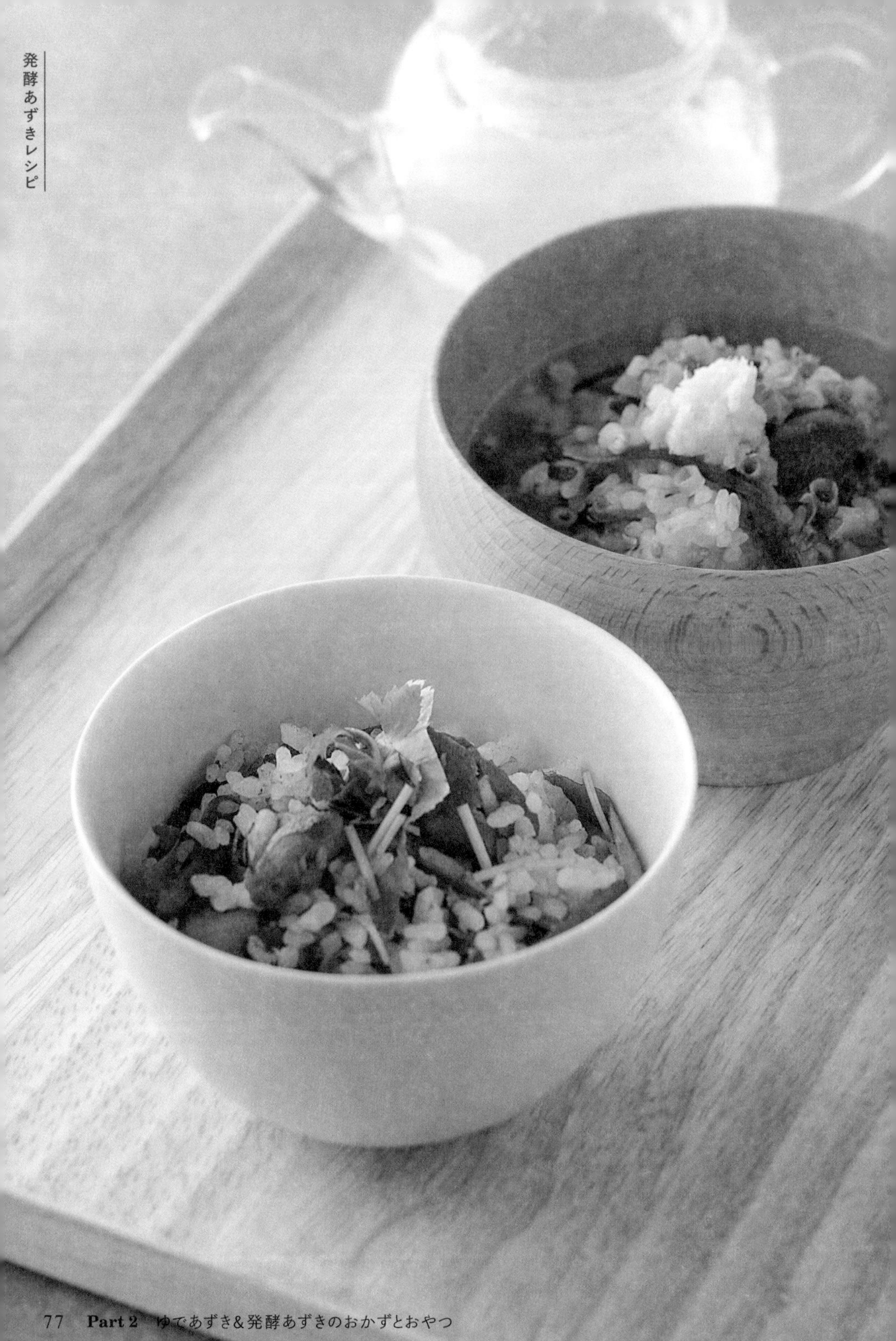

発酵あずき粥

発酵あずきと和えるだけの滋味深いお粥

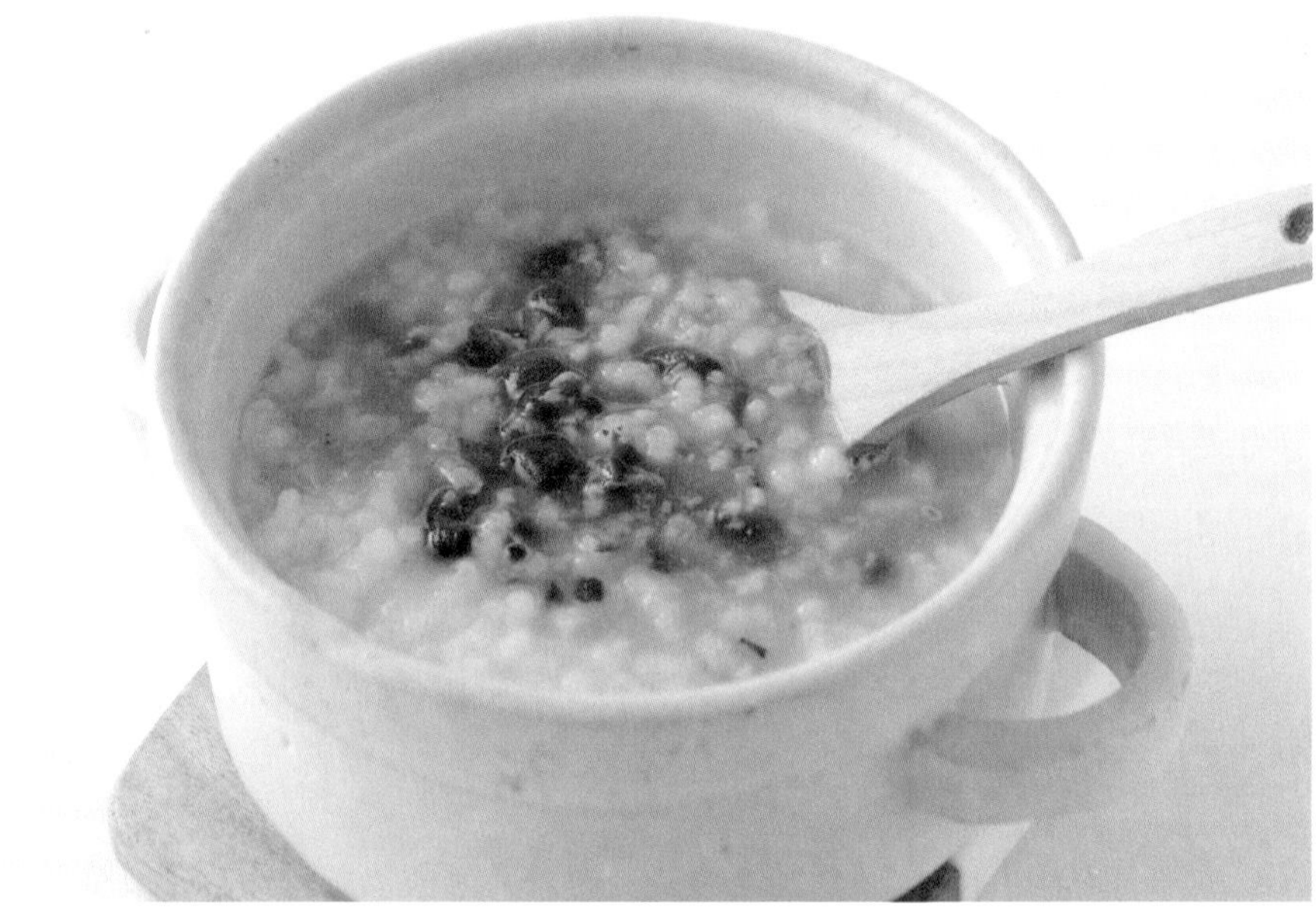

❖ 材料（2人分）

うるち米……………………………1/2合
水……………………………………3カップ
塩………………………………ひとつまみ
発酵あずき（作り方p.10）…………50g

❖ 作り方

① 米は洗って炊飯釜に入れ、水を加え、お粥モードで炊飯する。

② 炊き上がったら、塩を加えて混ぜ、中央に発酵あずきをのせて(**a**) 蓋をし、保温機能で2～3分温める。

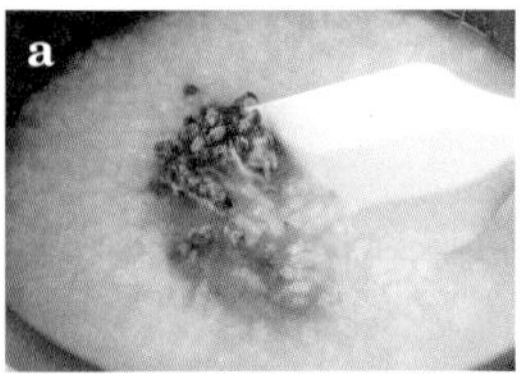

麹の酵素を活かすために発酵あずきは炊き上がったお粥にプラスするのがポイント。

ポイント

ハレの日に古くから食されてきたあずき粥。朝ご飯や、胃腸が疲れたときにもおすすめ。

発酵あずき、トマトと玉ねぎのサラダ

代謝アップ、貧血改善におすすめ

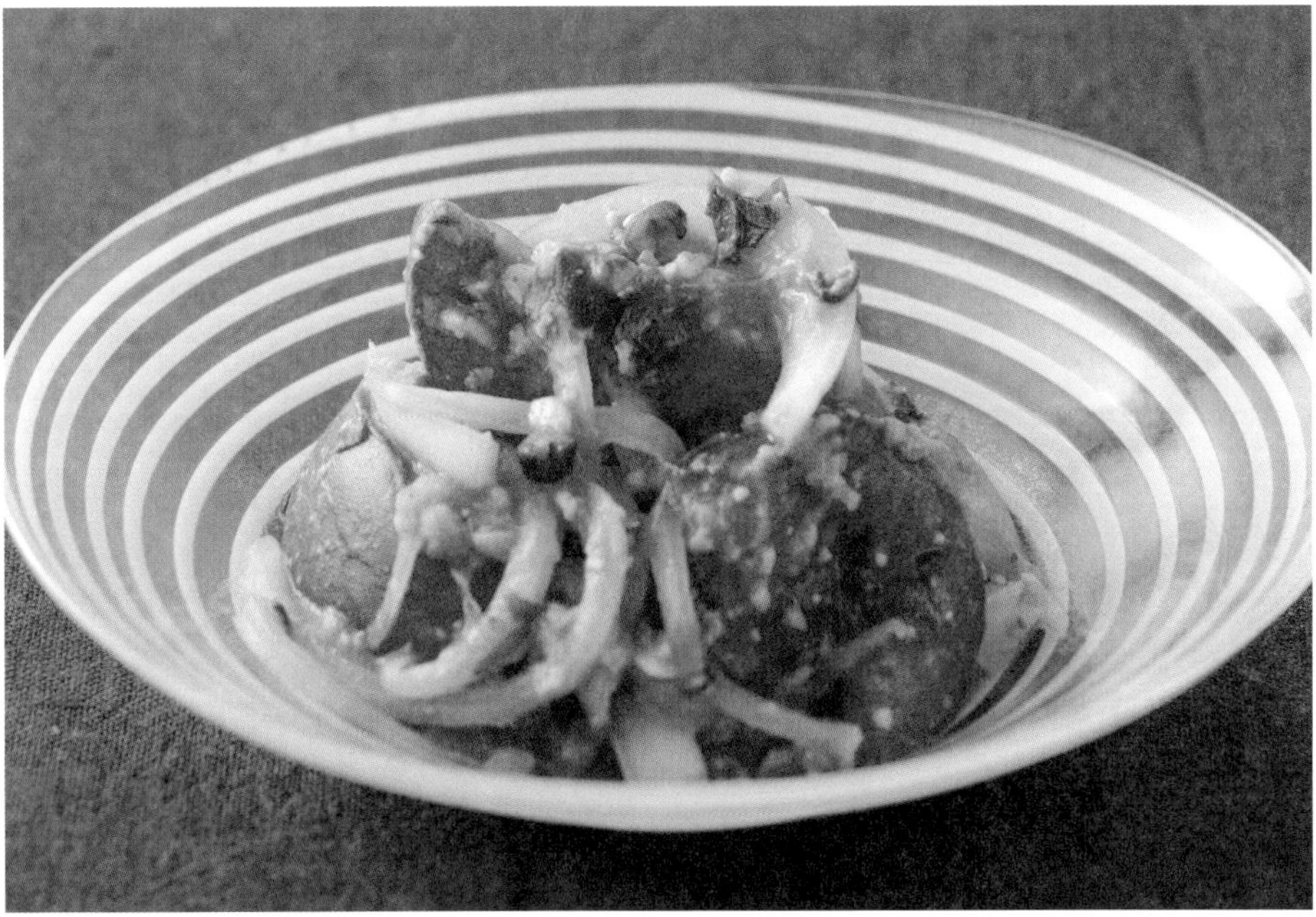

❖ 材料（2人分）

トマト ……………… 1と1/2個（300g）
→ 8等分のくし形切り
玉ねぎ…………………… 1/4個（50g）
→ 薄切り
大葉………………………………4枚
→ 粗みじん切り

A
発酵あずき（作り方p.10）…… 30g
にんにく・しょうがのすりおろし ………………… 各1/4片
みそ…………………… 大さじ1
オリーブ油 ……… 大さじ1と1/2

❖ 作り方

① 玉ねぎは水に5分さらして水気を絞る。

② ボウルに**A**の材料をすべて入れよく混ぜ、トマト、①、大葉と和える。

ポイント

あずきに含まれるビタミンB_1は、玉ねぎやにんにくと摂ると代謝によく、トマトのビタミンCはあずきの鉄分の吸収をアップさせ、貧血予防にも。

発酵あずきのみぞれ鍋

温冷どちらでもおいしい、ビタミンたっぷりの美容鍋

❖ 材料（2人分）

発酵あずき（作り方p.10）……… 70g
大根……………………1/2本（450g）
→ 皮をむいて半分はすりおろし、
半分は5㎜厚さのいちょう切り
豚薄切り肉……………………200g
→ 一口大に切る
水菜…………………………… 1/3袋
→ 3〜4㎝長さに切る

A
水………………………2カップ
鶏がらスープの素（顆粒）
……………………大さじ1/2
しょうゆ……………… 大さじ1
砂糖・みりん…… 各大さじ1/2
塩・こしょう…………… 各少々
しょうがのすりおろし …… 1片
にんにく …………………… 1片
→ 薄切り

万能ねぎ………………………適量
→ 小口切り
白いりごま……………………適量

❖ 作り方

① 鍋に**A**といちょう切りの大根を入れ、火にかけて大根が柔らかくなるまで煮る。

② 豚肉を加えて肉に火が通ったら、水菜を加え、中央に大根おろしと発酵あずきをのせ、温める。火を止めてから万能ねぎと白いりごまを散らす。

ポイント

大根は水溶性ビタミンですが、煮汁からも大根おろしからも摂取できて、さらに大根の消化酵素が発酵あずきのうまみを引き出します。

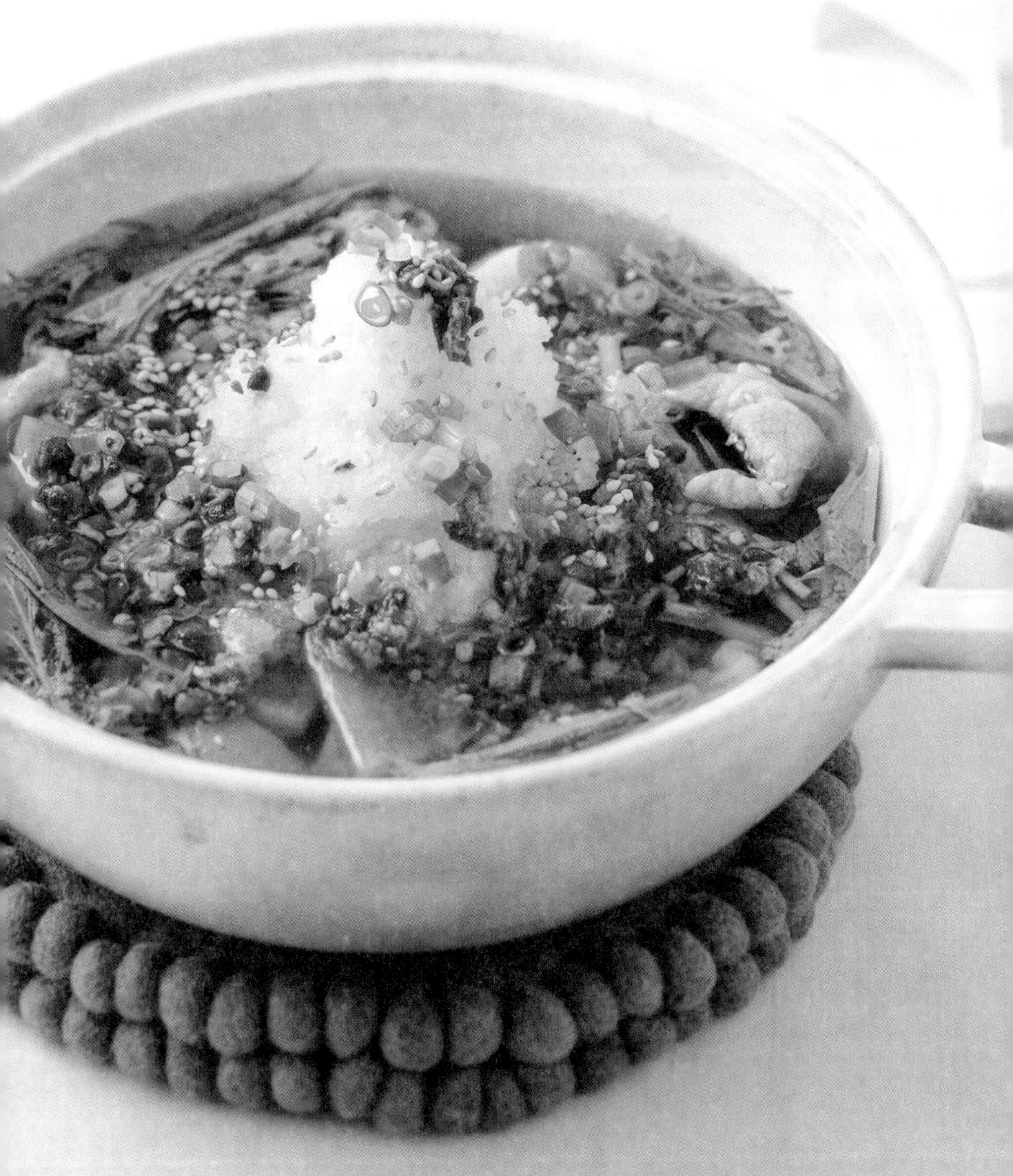

蒸し鶏のピリ辛発酵あずきソース

ピリ辛の中華風ソースに発酵あずきで程よい甘さをプラス。食の進む一品

❖ 材料（2人分）

鶏むね肉……………… 1枚（250g）
塩………………………………小さじ1
酒…………………………大さじ2と1/2
しょうが ………………………… 1/2片
→ 薄切り
きゅうり …………………………1本
→ 千切り
玉ねぎ…………………1/4個（50g）
→ 薄切り
貝割れ菜……………… 1/4パック
→ 半分に切る

【発酵あずきソース】

A
発酵あずき（作り方p.10）‥ 60g
長ねぎのみじん切り …… 1/3本
にんにくのみじん切り… 1/2片
しょうがのみじん切り ……1片
しょうゆ、酢、ごま油
……………………各大さじ1
オイスターソース ……小さじ1
砂糖・豆板醤……各小さじ1/2
→ すべての材料をよく混ぜる

❖ 作り方

① 玉ねぎは水に5分さらして水気をきる。

② 鶏肉は肉の厚い部分を観音開きにして厚さを均一にし、全体をフォークで刺して、塩をすりこんで5分おく。

③ ②を耐熱皿に入れ、しょうがをのせ、酒を全体にかけて、ラップをして600Wの電子レンジで8分加熱する。そのまま余熱で火を通し、厚い部分に竹串を刺して透き通った煮汁が出るかどうか確認する（加熱が足りなければ1～2分加熱する）。粗熱が取れたら食べやすい大きさに切る。

④ ①、きゅうり、貝割れ菜と③を器に盛り、Aをかける。

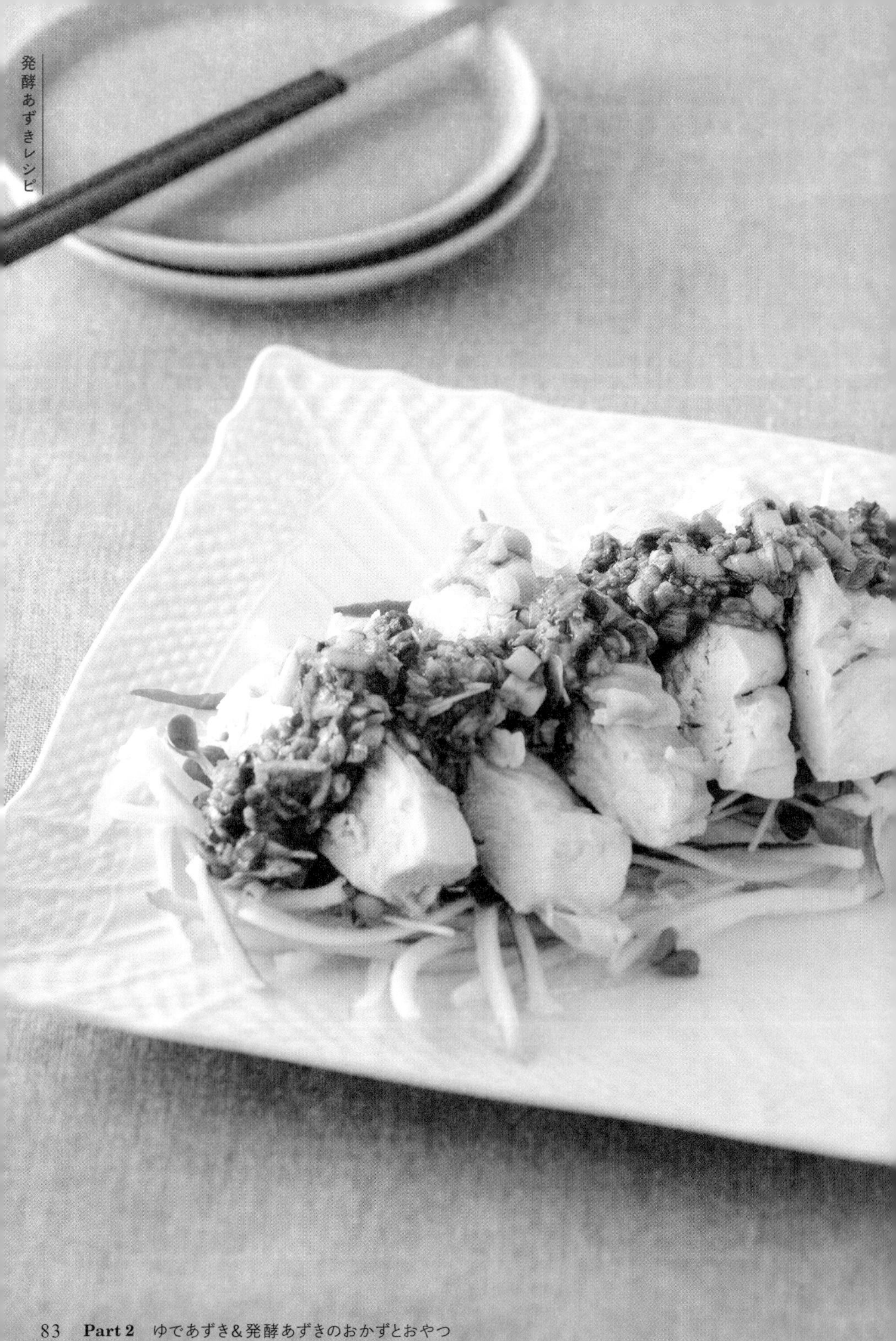

発酵あずきのチャプチェ風

あずきにも春雨にもレジスタントスターチがたっぷり。冷めてもおいしい

❖ 材料（2人分）

牛こま切れ肉……100g
→ 一口大に切る

A
- にんにくのみじん切り……1片
- 酒……大さじ$1/2$
- しょうゆ……小さじ1

緑豆春雨……40g
パプリカ（赤）……$1/3$個
→ 細切り
ピーマン……1個
→ 細切り
にんじん……$1/4$本（30g）
→ 4〜5㎝長さの千切り
しいたけ……2枚
→ 石突きを取って薄切り
玉ねぎ……$1/4$個（50g）
→ 薄切り
ごま油……大さじ1と$1/2$

B
- **発酵あずき**（作り方p.10）…60g
- しょうゆ……大さじ1と$1/2$
- 砂糖……大さじ1と$1/3$
- 白いりごま……大さじ1
- みりん……小さじ1

塩・こしょう……各適量

❖ 作り方

① 牛肉は**A**を加えてもみ込む。

② 春雨はたっぷりの熱湯で戻して水気をきり、食べやすい大きさに切る。

③ フライパンにごま油大さじ$1/2$を入れて、①を加えてほぐすように炒め、牛肉の色が変わったら取り出す。

④ ③のフライパンをきれいに拭き取り、残りのごま油を加えて野菜ときのこをしんなりするまで炒める。③の牛肉を戻し入れ、**B**と②の春雨も加え、春雨に調味料がまわるまで炒め、塩・こしょうで味を調える。

ポイント

チャプチェに発酵あずきを加えることで、春雨に味がしっかりと絡み付き、うまみもアップ。

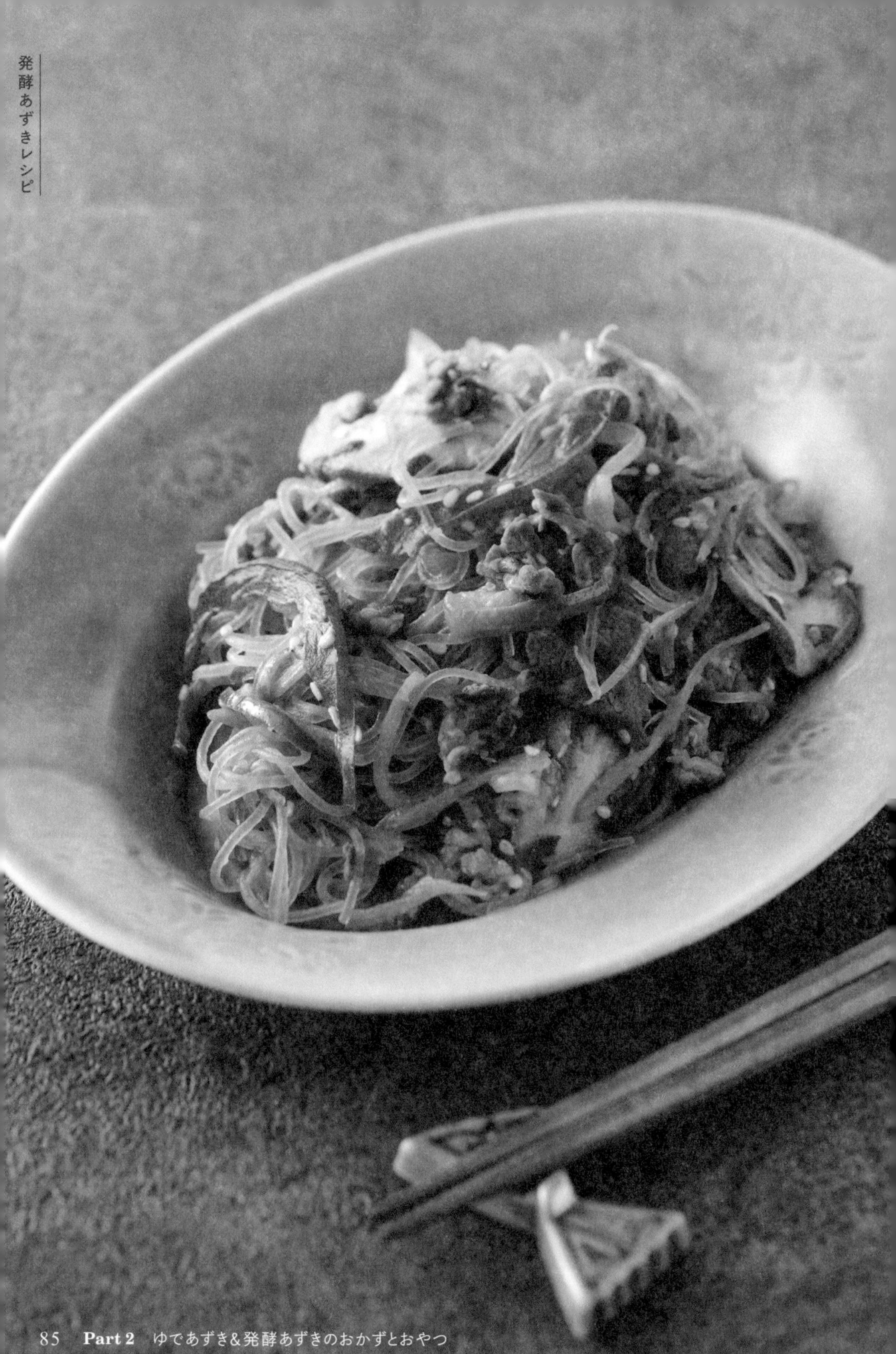

発酵あずきといんげんのごまみそ和え

万能調味料として発酵あずきをプラス。文句なしのうまさ

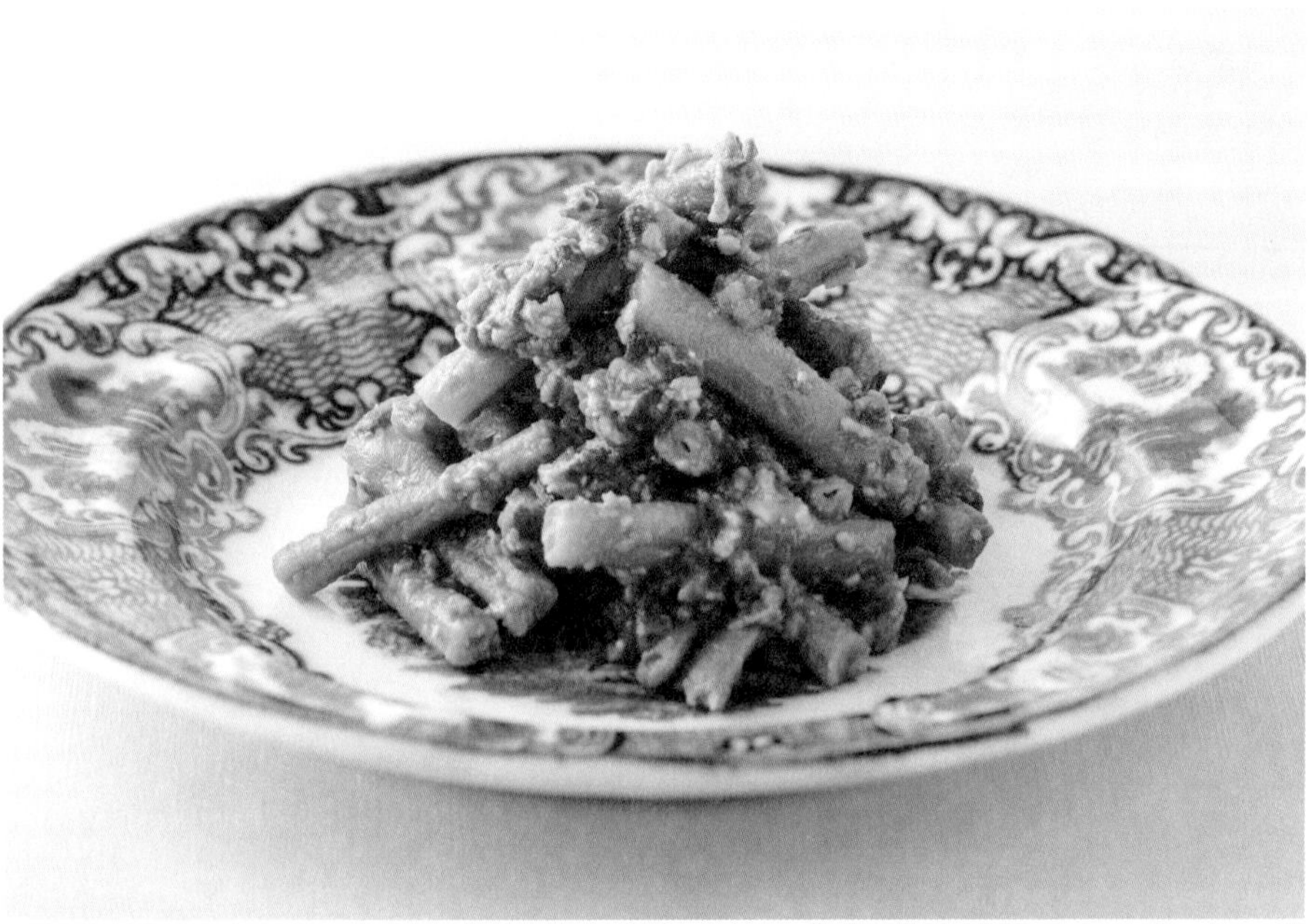

❖ 材料（2人分）

さやいんげん……150g
塩……ひとつまみ
A
- **発酵あずき**（作り方p.10）……80g
- みそ・みりん……各大さじ1/2
- 砂糖……小さじ1/2
- しょうゆ……少々

白すりごま……小さじ2

❖ 作り方

① さやいんげんは筋を取る。鍋に水を沸かして塩、さやいんげんを入れて1分ゆで、ザルに上げる。水にさらして色止めしたら、へたを落として3～4㎝に切る。

② ボウルに**A**を入れてよく混ぜ、①、白すりごまを加えて和える。

ポイント

さやいんげんは、ブロッコリーやレンコン、葉物野菜などに代えてもおすすめ。

発酵あずきのヨーグルトボウル

乳酸菌、食物繊維、ビタミン、ミネラルたっぷり。朝のスタートに！

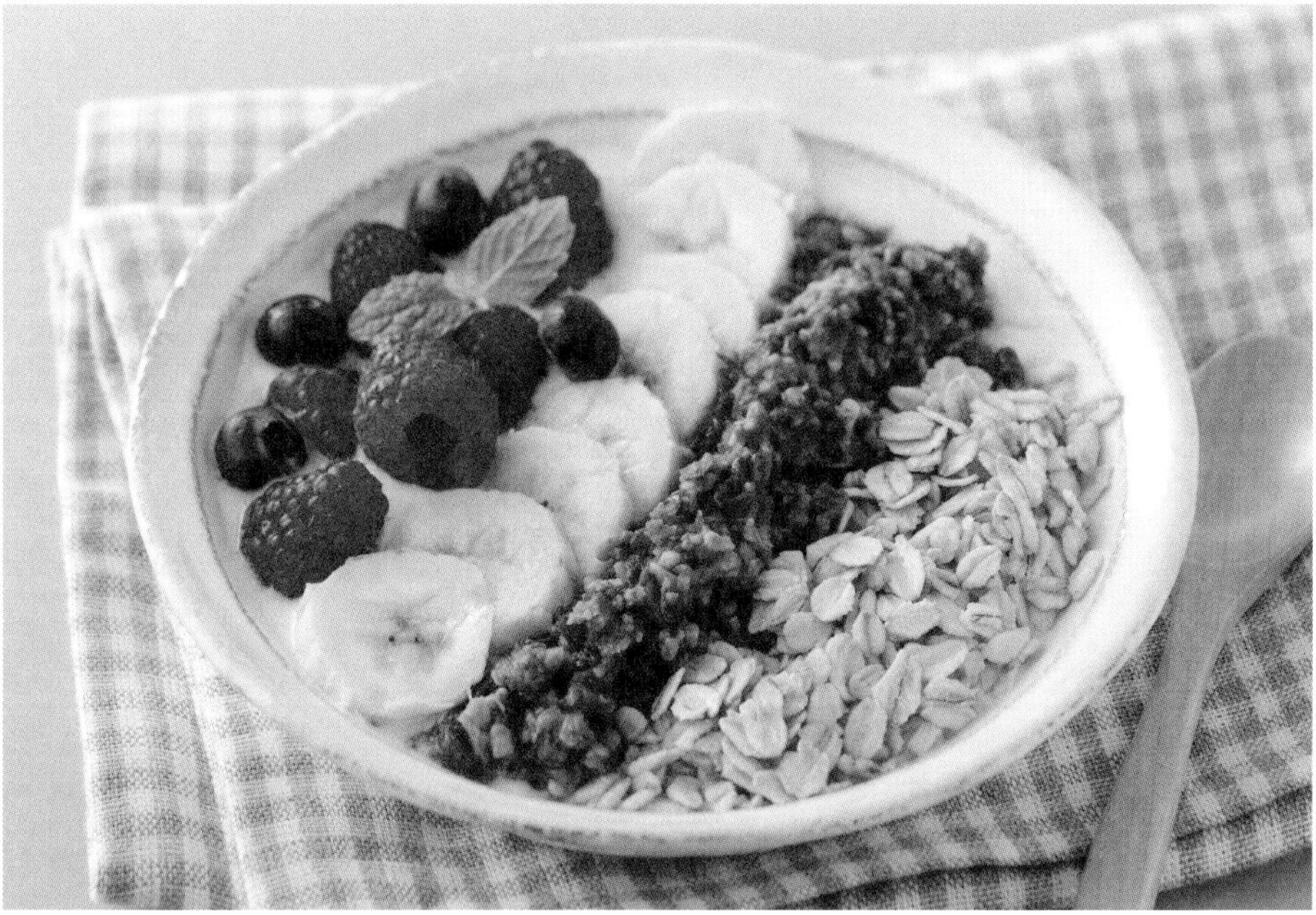

❖ 材料（2人分）

発酵あずき（作り方p.10）……… 80g
プレーンヨーグルト（無糖）…… 200g
オートミール ……………… 大さじ4
バナナ …………………… 1/2本
→ 薄切り
ラズベリー ………………… 12粒
ブルーベリー ……………… 8粒
ミント ……………………… 適量

❖ 作り方

① 器にプレーンヨーグルトを入れ、発酵あずき、バナナを中央にそれぞれ一列にのせる。

② オートミール、ラズベリー、ブルーベリーを続けてのせ、ミントを飾る。

ポイント

栄養バランスも取れた理想の朝食。発酵あずきの甘さで十分。フルーツは冷凍フルーツを使用しても。

発酵あずきのオニオンポタージュ

あずきをメインにいただくスープ

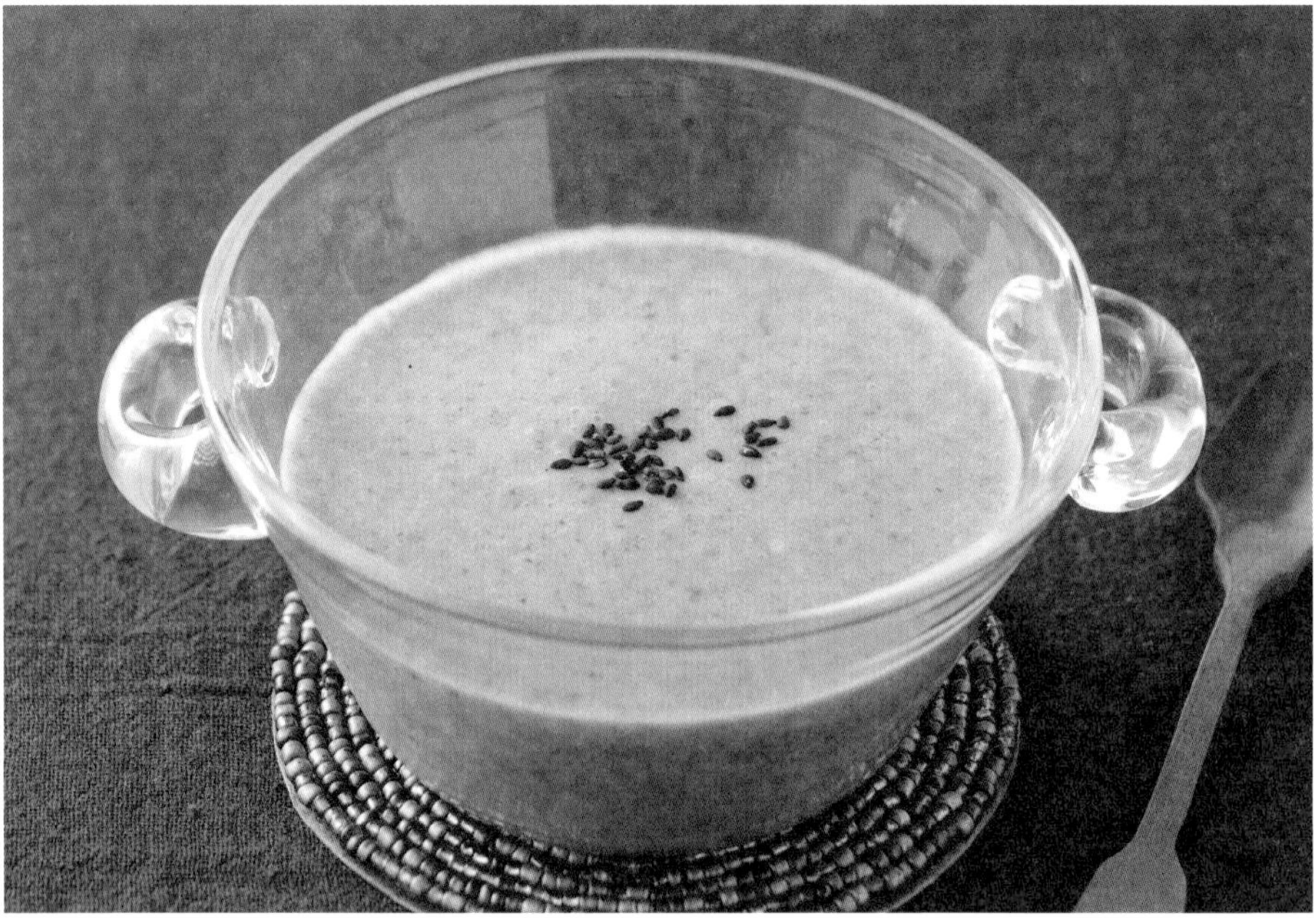

❖ 材料（2人分）

玉ねぎ……………………1/3個(65g)
→ みじん切り

A
| 固形ビーフコンソメ ……… 2/3個
| 水……………………………3/4カップ

発酵あずき(作り方p.10) ……… 120g
牛乳……………………………3/4カップ
バター ………………………… 小さじ2
塩 …………………………… ふたつまみ
黒ごま…………………………………適量

❖ 作り方

① 鍋にバターを溶かし、玉ねぎを入れてしんなりするまで炒めたら、**A**を加えて沸騰させる。弱火でさらに10分煮る。

② ①の粗熱をとり、発酵あずき、塩を加えてミキサーにかける。

③ 再び鍋に戻して牛乳を加えて沸騰直前まで温める。

④ 器に流し、黒ごまをふる。

ポイント

冷めても温めてもおいしい。

野菜の豆乳ポタージュ

βカロテンと豆の栄養がたっぷりの抗酸化スープ。冷製でも

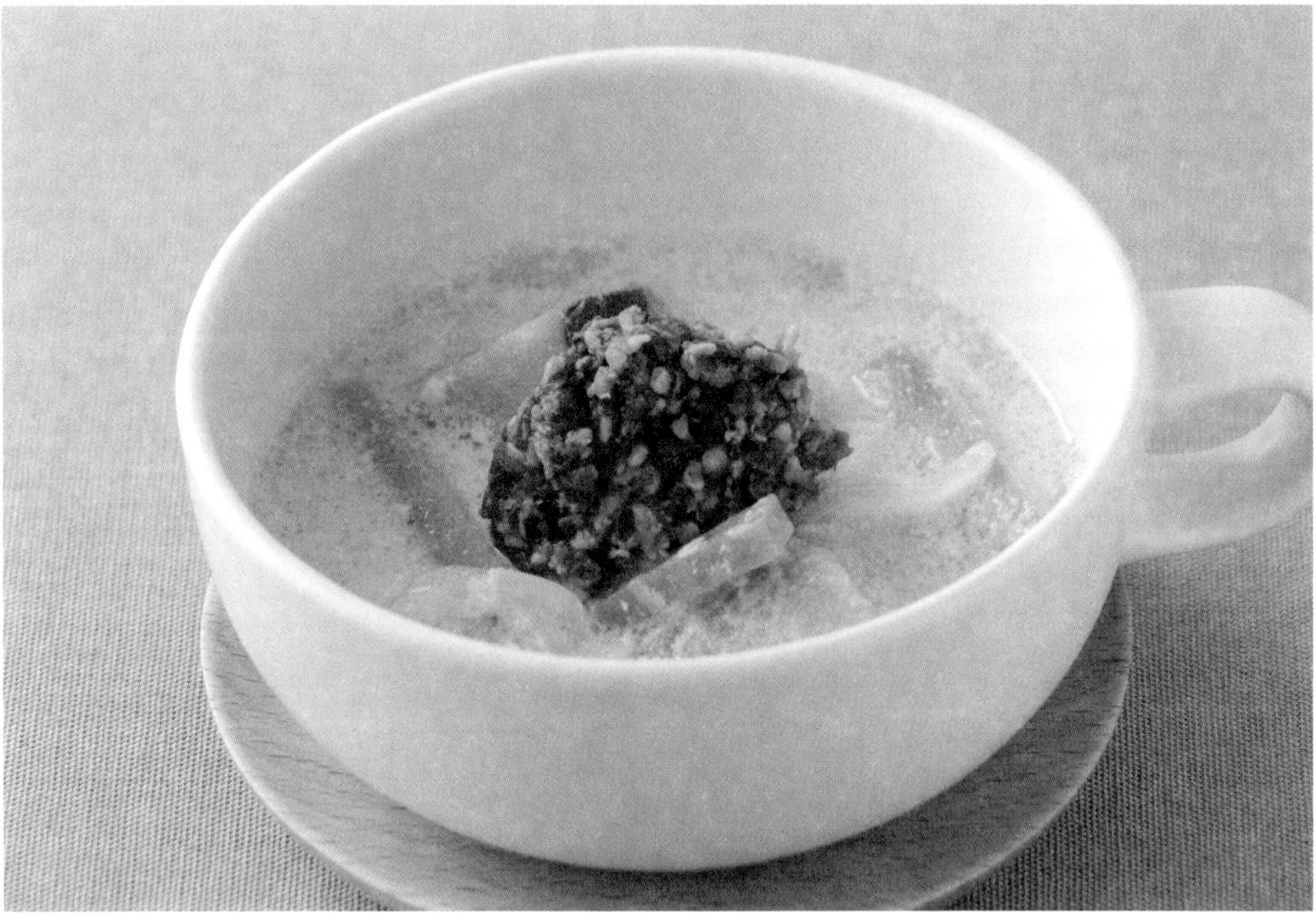

❖ 材料（2人分）

豆乳……………………………1カップ
かぼちゃ………………1/8個（150g）
→ 種とわたを取り除き、一口大に切る
にんじん…………………1/2本（60g）
→ 長さ3～4㎝、幅1㎝の短冊切り
玉ねぎ……………………1/2個（100g）
→ 薄切り
発酵あずき（作り方p.10）………100g
A 固形チキンコンソメ………1個
　水………………………1/2カップ
オリーブ油………………大さじ1/2
塩・こしょう………………各適量

❖ 作り方

① 鍋にオリーブ油を熱し、野菜を入れて炒め、全体に油がなじんだら、**A**を加えて弱火で10分煮る。

② 野菜が柔らかくなったら豆乳を加え、煮立てないように温め、塩・こしょうで味を調える。

③ 器に流し、発酵あずきをのせる。

ポイント

豆乳を加えてから煮立たせてしまうと分離しやすいので、火加減に気をつけてください。

発酵あずきペースト

栄養価の高いはちみつと
合わせたペースト。
ディップとして野菜やパンと一緒に！

❖ 材料（作りやすい分量
でき上がり約100g）

発酵あずき（作り方p.10）……100g
はちみつ……大さじ2
水……大さじ2
塩……少々

❖ 作り方

① 小鍋にすべての材料を入れる。強火にかけ、耐熱のゴムべらなどで混ぜながらふつふつと煮立つまで加熱する。中火にして絶えず混ぜながら3分ほど煮詰める。

② ゴムべらで鍋底に線を描いてみて、一瞬筋が残る程度になったら煮詰め終わり。火を止め、バットに移して完全に冷ます。

③ 清潔な保存容器に移す。

冷蔵庫で7日間保存可能。

ポイント

ペーストの煮詰め方があまいと日持ち日数が短くなるので気をつけてください。

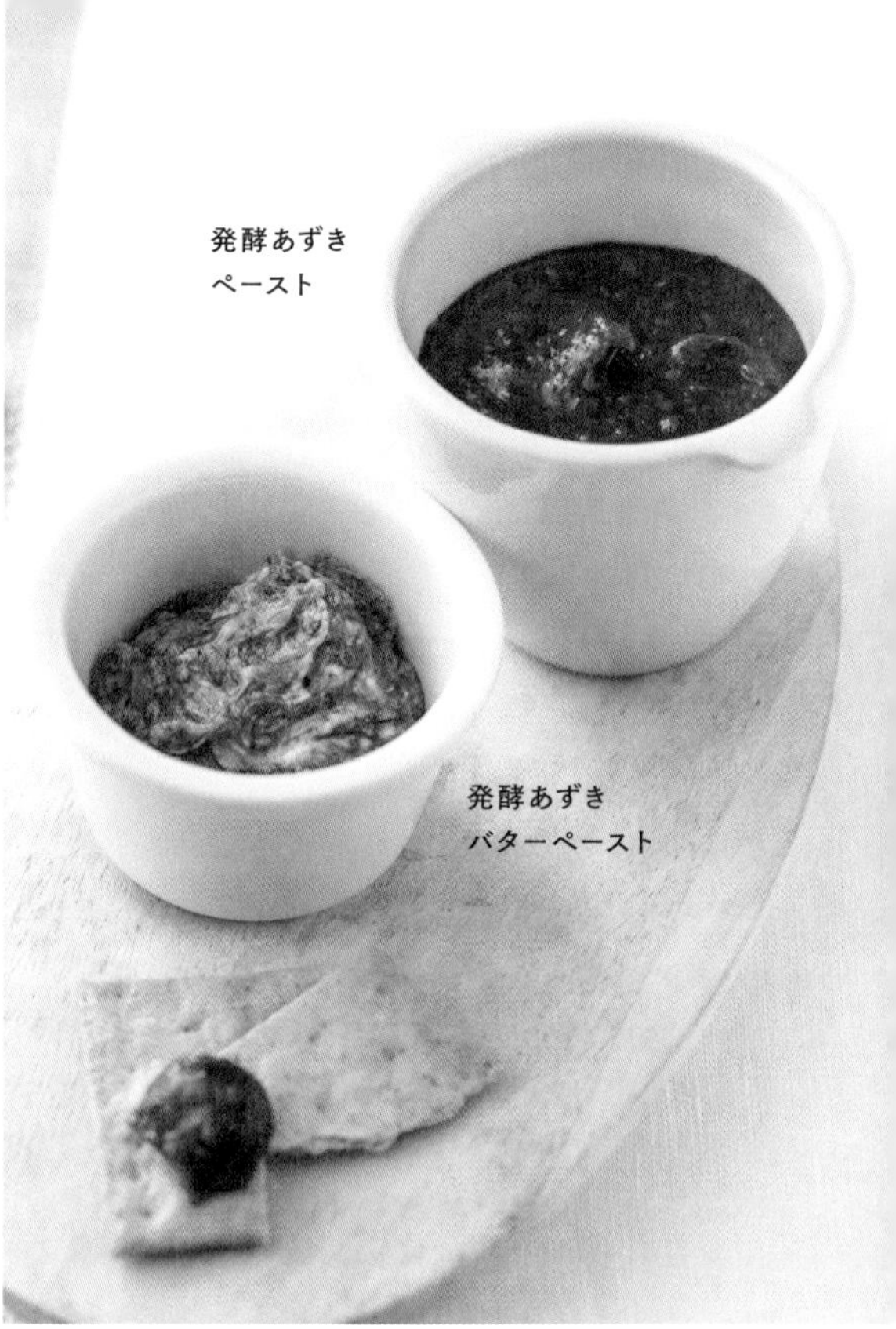
発酵あずき
ペースト
発酵あずき
バターペースト

発酵あずきバターペースト

あずきバターも簡単手作りで。美容にも◎

❖ 材料（でき上がり約150g）

発酵あずきペースト（作り方左記）……100g
無塩バター……50g

❖ 作り方

完全に冷めた発酵あずきペーストに、常温に戻した無塩バターを混ぜ、清潔な保存容器に移す。

冷蔵庫で7日間保存可能。

ポイント

無塩バターとあずきペーストの分量は1：2の比率で配合してください。

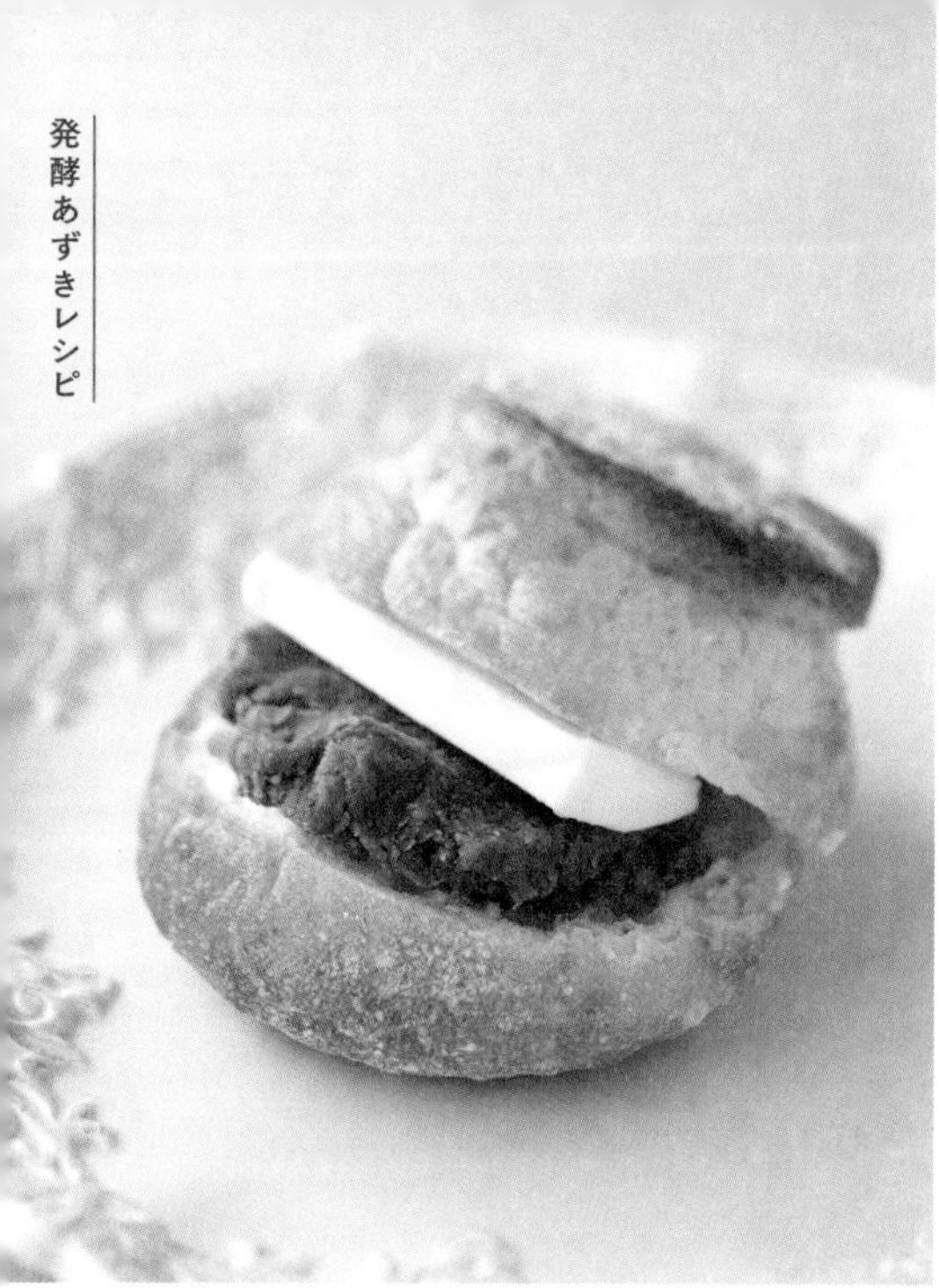

発酵あずきバターサンド

発酵あずきを
毎日の習慣にするならサンドで！

❖ 材料（2個分）

発酵あずき（作り方p.10）……………100g
バンズやロールパンなど好みのパン
……………………………………………2個
バター（有塩）……………………………40g

❖ 作り方

① パンを2枚にスライスしてオーブントースターで焼く。

② 発酵あずきの半量とバターのスライスをパンでサンドする。もう1個も同様に作る。

小倉トースト

名古屋のソウルフードの進化系!?

❖ 材料（2枚分）

発酵あずき（作り方p.10）……………150g
食パン（好みの厚さのもの）……………2枚
生クリーム……………………… 1/2カップ
てんさい糖………………………………8g
ミント……………………………………適量

❖ 作り方

① 食パンをトースターで焼く。

② 発酵あずきをスプーンですくって丸く形を整えてのせる。

③ 生クリームにてんさい糖を加えて泡立て、星口金をセットした絞り袋に入れ、②のあずきの横に絞り、ミントを飾る。

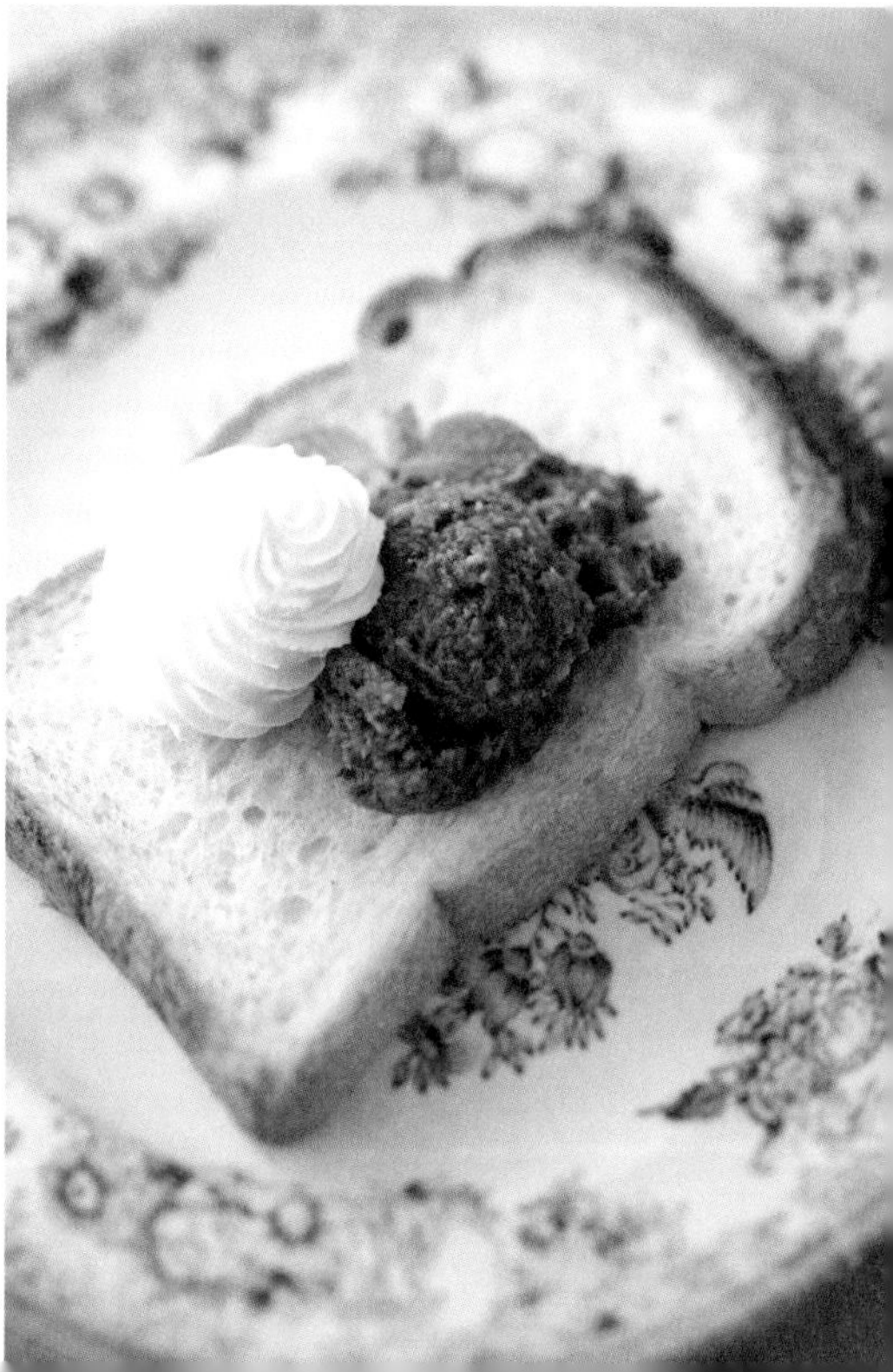

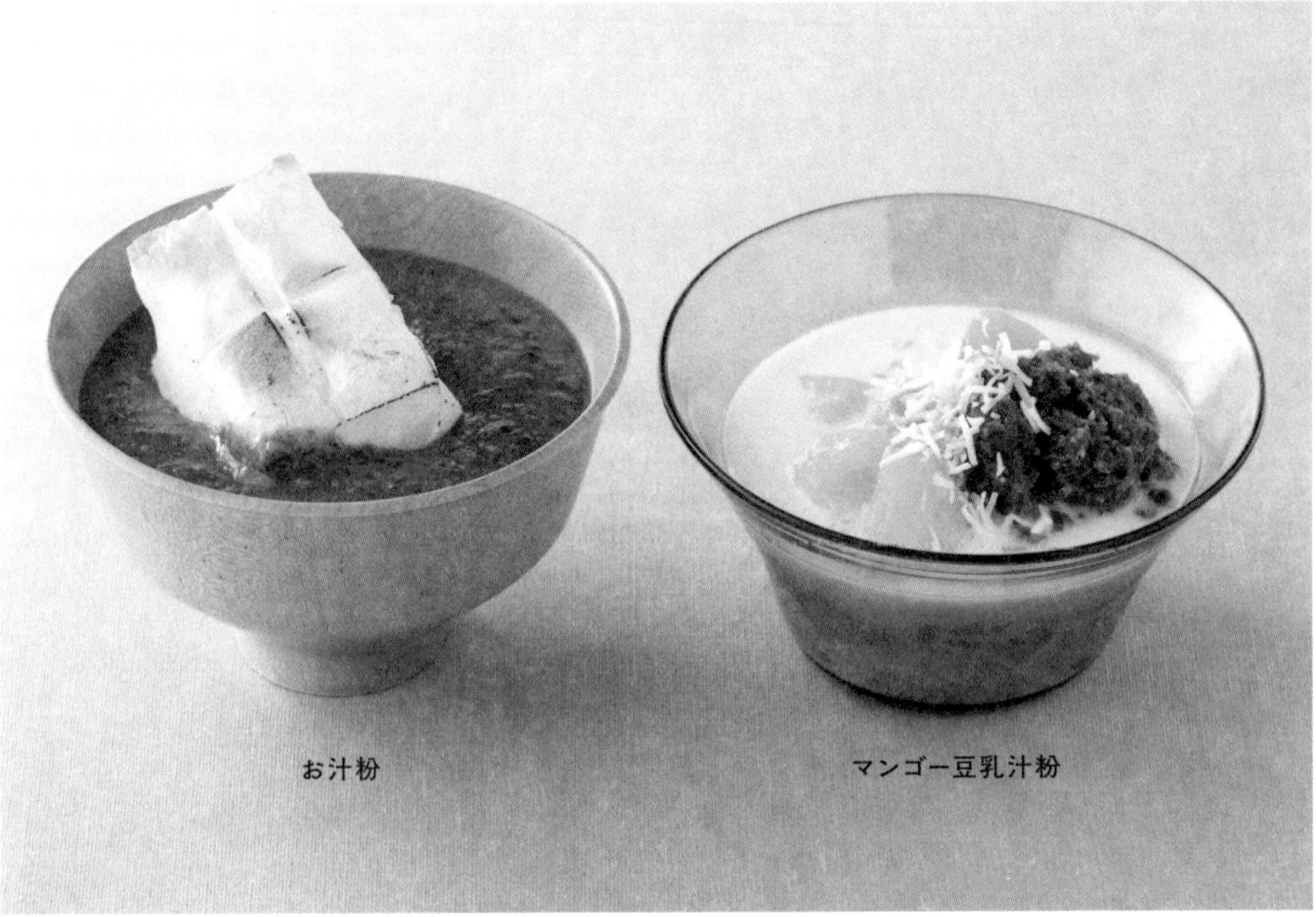

お汁粉

砂糖不使用だから
やさしい甘さ＆ギルトフリー

❖ 材料（2人分）

発酵あずき（作り方p.10）……200g
水……1カップ
塩……少々
もち……2個

❖ 作り方

① 水と発酵あずきを鍋に入れて火にかけ、沸騰したら弱火で7〜8分煮て、塩を加える。

② 魚焼きグリルなどでもちを好みの焼き加減に焼き、器に①を入れてからのせる。

マンゴー豆乳汁粉

冷製でいただくアジアン汁粉。
食物繊維たっぷり！

❖ 材料（2人分）

発酵あずき（作り方p.10）……70g
マンゴー（冷凍）……200g
豆乳（冷えたもの）……1と1/2カップ
ココナッツロング……適量

❖ 作り方

① マンゴーは解凍して一口大にカットし、半分をフォークなどで粗く潰す。

② 器に①と豆乳を注ぎ、発酵あずきをのせて、ココナッツロングをふる。

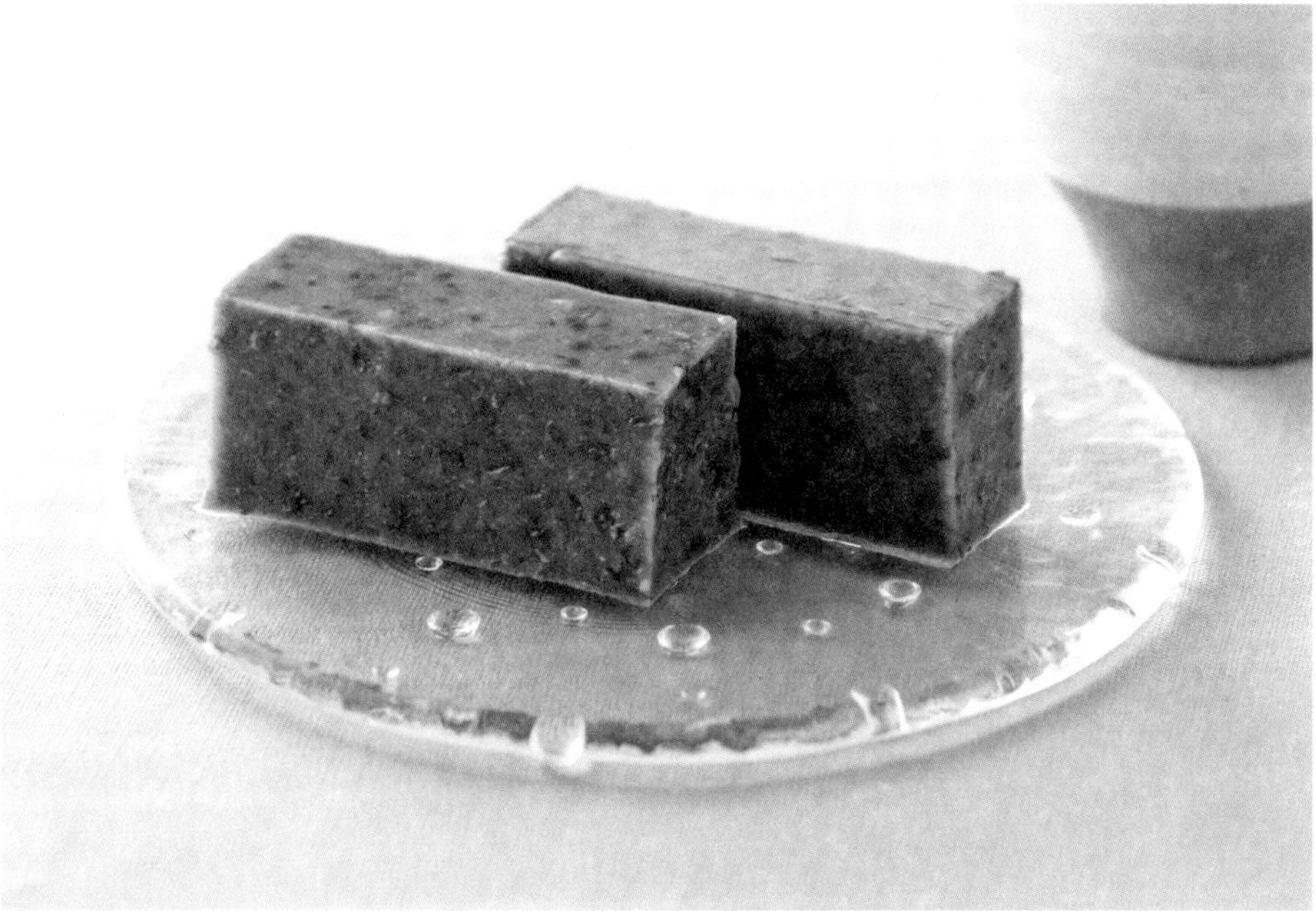

水羊羹

暑い季節におすすめ。むくみ対策にも

❖ 材料（14.8×13.5㎝卵豆腐型1台分）

発酵あずき（作り方p.10）……450g
粉寒天……4g
てんさい糖……30g
水……2と1/4カップ
塩……ひとつまみ

❖ 作り方

① 鍋に水、粉寒天を加えてよく混ぜ、火にかける。よく混ぜながら寒天を溶かす。

② てんさい糖を加えて、1〜2分煮たら、火を止めて発酵あずきと塩を加え、よく混ぜる。

③ 粗熱が取れたら水でぬらした型に流し入れ、冷蔵庫で冷やし固める。固まったら好みの大きさに切る。

冷蔵庫で2日間保存可能。

ポイント

てんさい糖を黒糖で代用すれば、こっくりとした味わいの水羊羹になります。

どら焼き＆生どら焼き

ホットケーキを焼く手軽さで作ってみて！ 2種の味が楽しめます

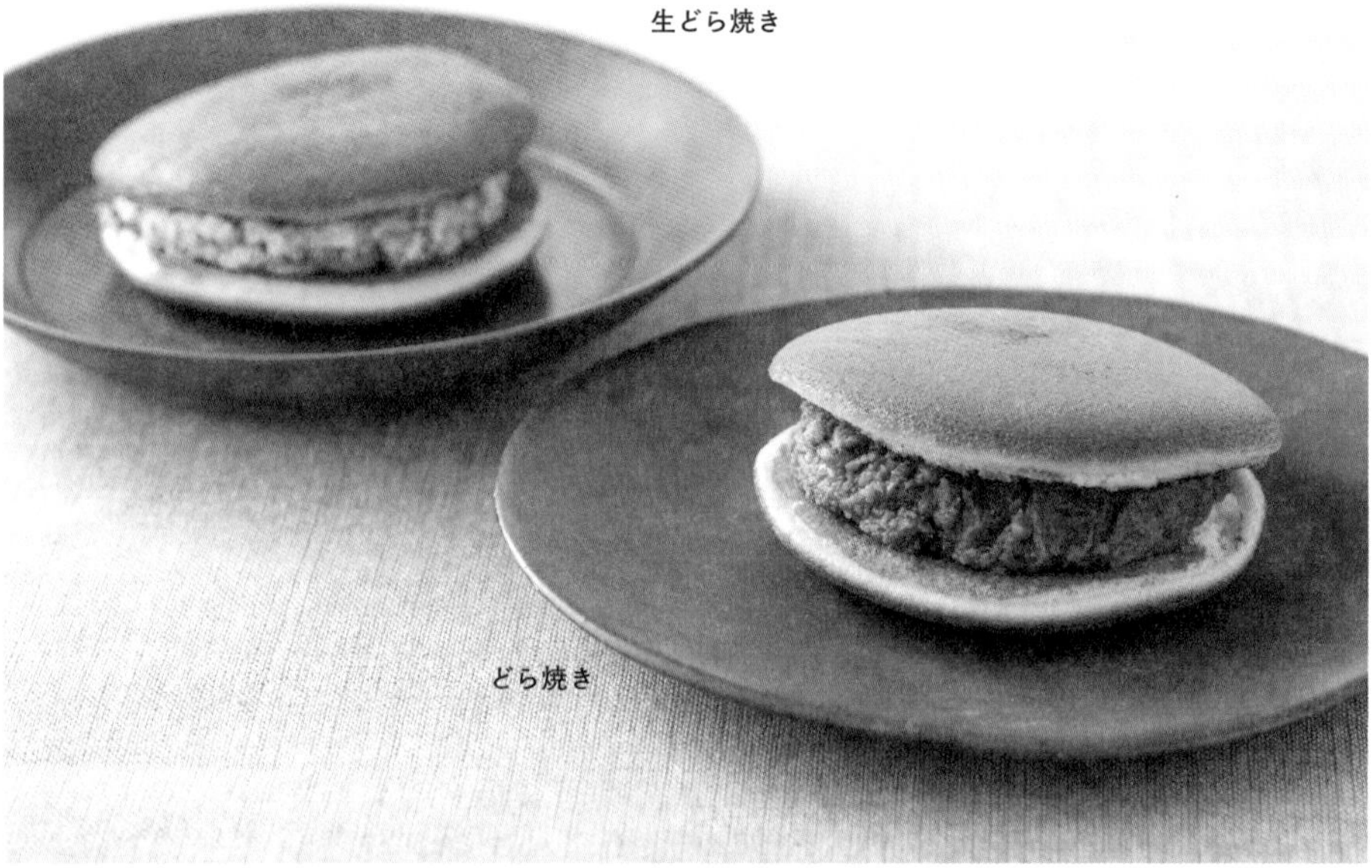

❖ 材料（直径約8㎝生地約16枚分／どら焼き4個、生どら焼き4個）

【生地】

A
- 卵……2個
- 上白糖……120g
- はちみつ……15g

B
- 重曹……小さじ1/4
- 水……20㎖

薄力粉（ふるっておく）……130g

サラダ油……適量

【あん】

発酵あずき（作り方p.10）……300g

→ 200gはどら焼き用、100gは生どら焼き用

生クリーム……1/2カップ

てんさい糖……8g

❖ 作り方

① **生地を作る** ｜ **A**をボウルに入れ、白っぽくなるまで泡立てたら、**B**を溶き加えて混ぜる。薄力粉をゴムべらで加えて混ぜ、室温で30分休ませる。水20㎖（分量外）を加えて混ぜる。

④ フライパンを温め、サラダ油をハケで塗り、ぬれ布巾の上に一度置いた後、①の生地を流して火にかけ、表面に気泡が浮いてきたら裏面も焼く。これを繰り返し16枚焼く。

⑤ どら焼きは、1個につき発酵あずき50gを2枚の生地で挟む。生どら焼きは、生クリームにてんさい糖を加えて泡立て、発酵あずき100gを加えて混ぜたものを、1個につき50gを目安に2枚の生地で挟む。

きんつば

発酵あずきのおいしさが決め手に

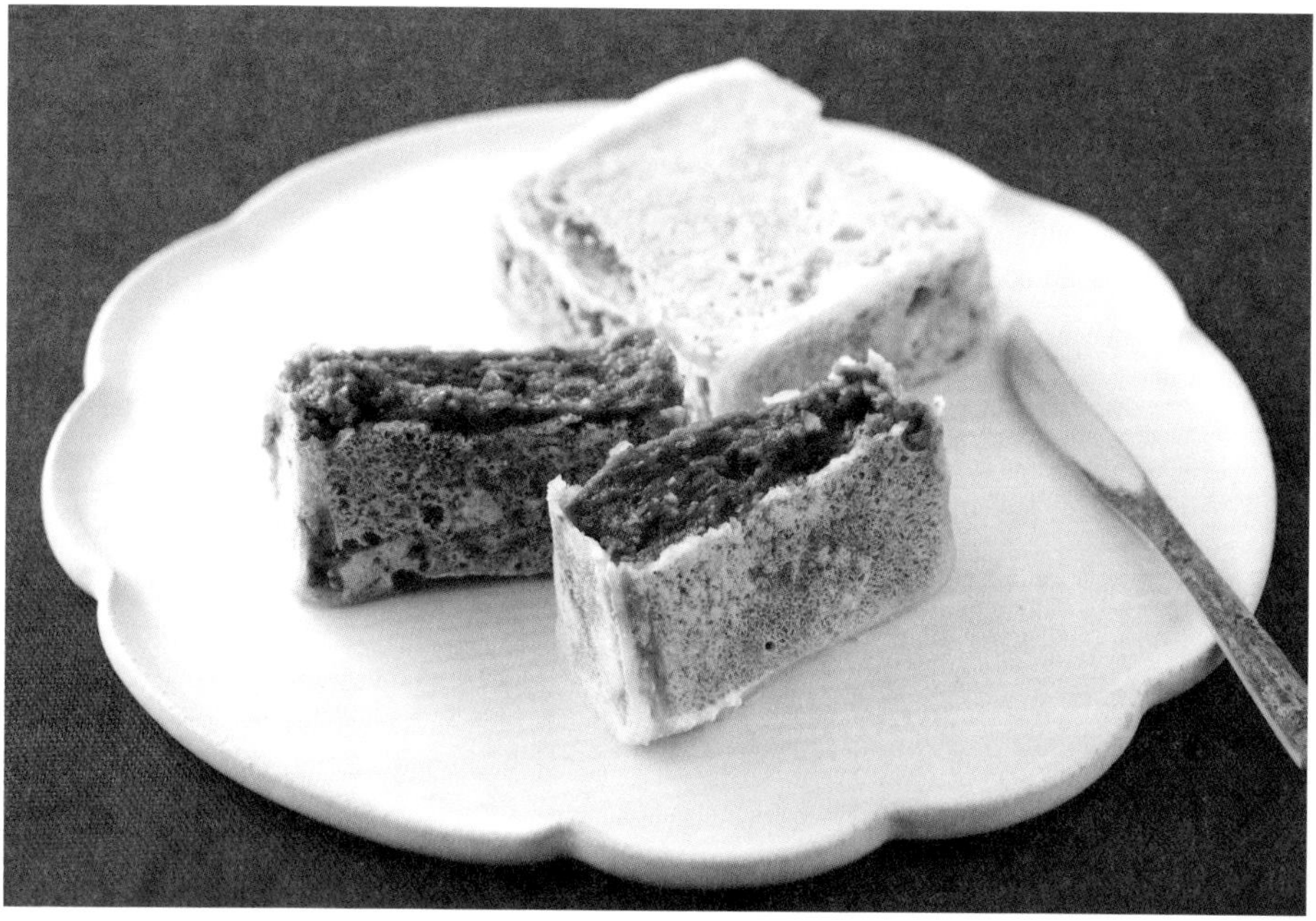

❖ 材料（6個分、14.8×13.5㎝の卵豆腐型使用）

発酵あずき（作り方p.10）……………… 400g

A
- 水……………………………… 1/2カップ
- 粉寒天……………………………… 4g
- 黒砂糖（粉末）……………………… 70g

B
- 薄力粉（ふるっておく）…………… 100g
- 白玉粉……………………………… 20g
- 水……………………………… 220㎖

サラダ油 ………………………………… 適量

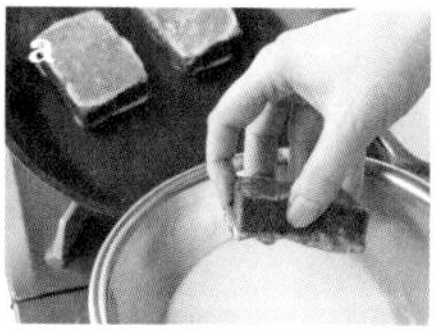

冷やし固めたあんに衣をその都度よく混ぜてから1面ずつ付ける。

❖ 作り方

① 小鍋にAを入れて火にかけ、黒糖を溶かし2分ほど沸騰させたら、発酵あずきを加えて、とろみがつくまで1～2分煮詰める。

② ラップを敷いた型に①を流し込んで粗熱を取り、冷蔵庫で1時間ほど冷やし固める。6等分に切り分ける。

③ ボウルにBを入れて混ぜ合わせる。

④ ③を②に1面ずつ付けて(a)、サラダ油を薄くひいて熱したフライパンに軽く押し付けながら焼く。残りの5面も同様に焼く。

冷蔵庫で2日間保存可能。

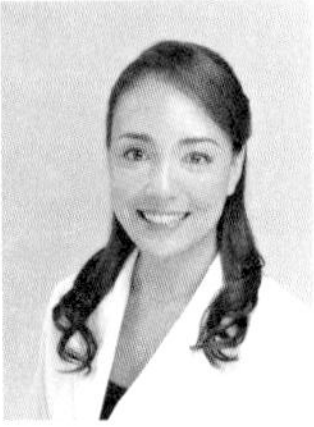

著者　**石原新菜**（いしはら・にいな）

医師・イシハラクリニック副院長。日本内科学会会員。日本東洋医学会会員。漢方医学、自然療法、食事療法により、種々の病気の治療にあたる。クリニックでの診療の傍ら、テレビ出演や、執筆活動、講演なども行う。『病気にならない 蒸しショウガ健康法』（アスコム）など著書多数。

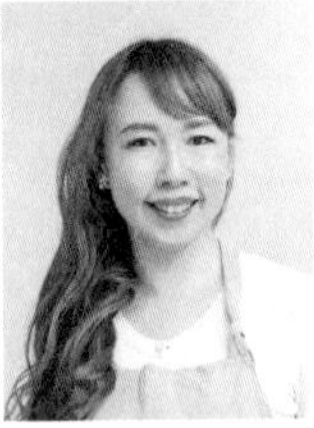

レシピ協力　**木村幸子**（きむら・さちこ）

料理家・お菓子研究家。「洋菓子教室トロワ・スール」を主宰。NHK文化センター青山／大阪教室にて講座を担当。焼き菓子店doux et doux店主（東京・南青山）。発酵食やグルテンフリー、ヴィーガン等、体に優しい料理のレシピ開発・監修を多数手がける。著書『発酵あんこのおやつ』『発酵ベジあんのおかずとおやつ』（共にWAVE出版）他多数。

HP：https://trois-soeurs.com　Instagramアカウント：trois_soeurs

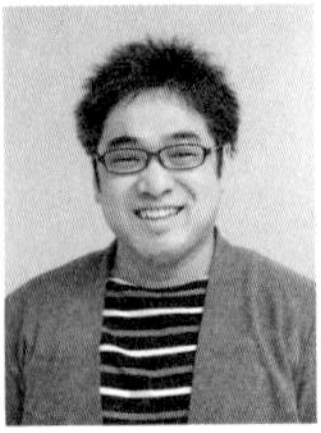

協力　**藤井 寛**（ふじい・ひろし）

発酵あんこ研究家・甘酒探求家（甘酒ソムリエ）。甘酒造り歴25年、日本全国の蔵元・醸造元の甘酒や甘酒にまつわる情報を発信する甘酒情報サイト「あまざけ.com」を運営している。各地講演会やセミナー、テレビ、雑誌などで活躍中。

公式HP：あまざけ.com

材料提供

- **株式会社富澤商店（TOMIZ）**

オンラインショップ　https://tomiz.com

電話　042-776-6488

- **株式会社伊勢惣**

https://www.isesou.co.jp

電話　0120-22-4130

参考文献

- 『血圧・血糖値を下げる！ やせる！ 煮あずきパワー』（宝島社・TJMOOK）
- 『おいしく食べて体にいい　快腸でんぷん健康法』早川享志著（星雲社）
- 『腸を元気にしたいなら発酵食を食べなさい』白澤卓二著（河出書房新社）

STAFF

デザイン　武田紗和・平野美波（フレーズ）

撮影　山本ひろこ

編集協力　松重貢一郎（パノラマアワー）

編集・スタイリング　早草れい子（Corfu企画）

※p.90～95の発酵あずきのレシピは、小社より2020年2月に刊行した『発酵あんこのおやつ』を再編集したものです。

メタボ＆むくみを撃退！

血圧、血糖値を下げたいなら

発酵あずきとあずき茶をとりなさい

2021年12月15日　第1版第1刷発行

著者　石原新菜

発行所　WAVE出版

〒102-0074

東京都千代田区九段南3-9-12

TEL　03-3261-3713

振替　00100-7-366376

https://www.wave-publishers.co.jp

印刷・製本　萩原印刷

NDC 498　95P　21㎝　ISBN 978-4-86621-389-7